I0051755

COLLECTION HORIZON

LA PROTHÈSE
DES AMPUTÉS
ET CHIRURGIE DE GUERRE

PAR

A. BROCA & DUCROQUET

8° T 136
Td
462 (12)

PRÉCIS DE MÉDECINE &
DE CHIRURGIE DE GUERRE
MASSON & Cⁱᵉ ÉDITEURS
1917

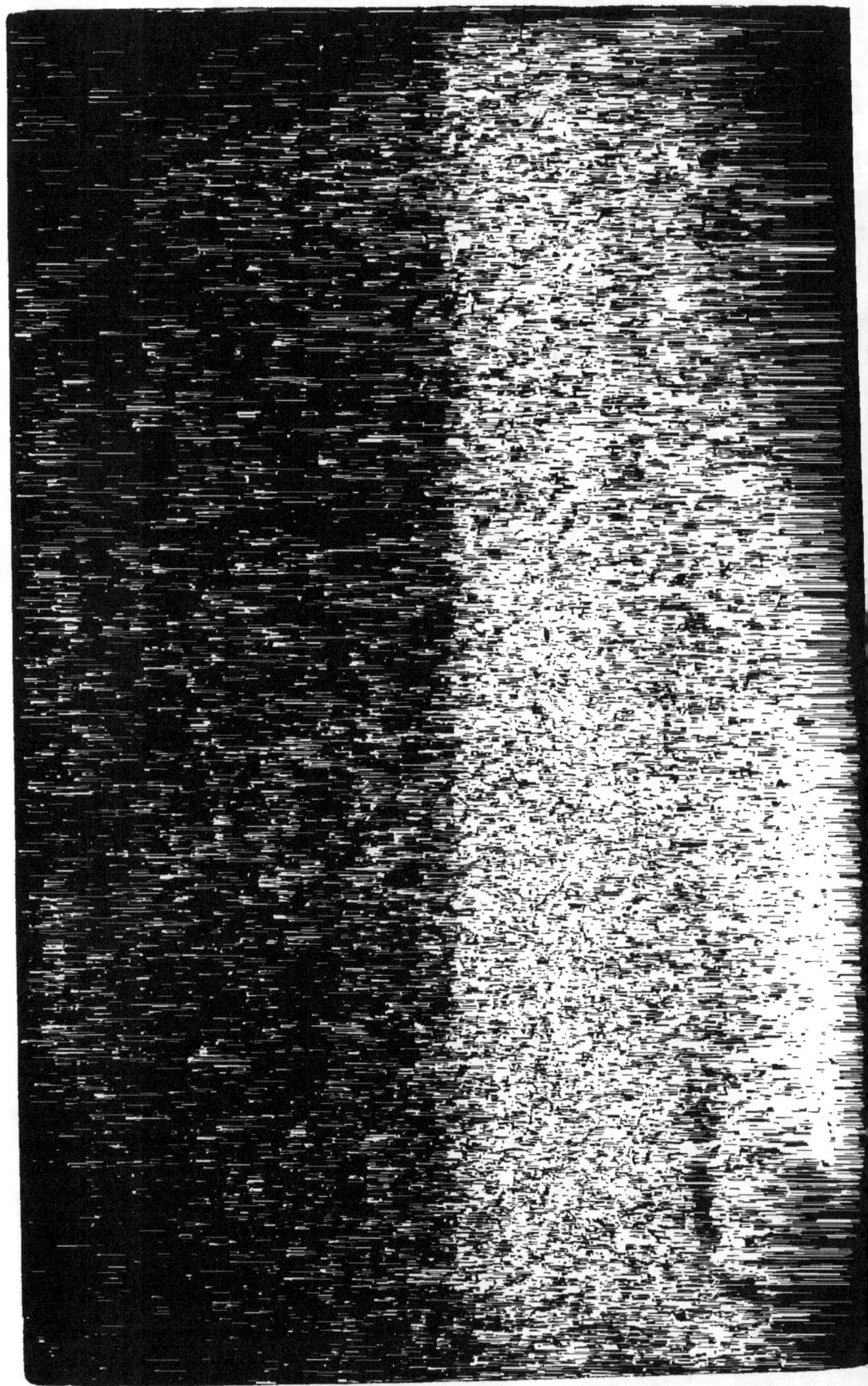

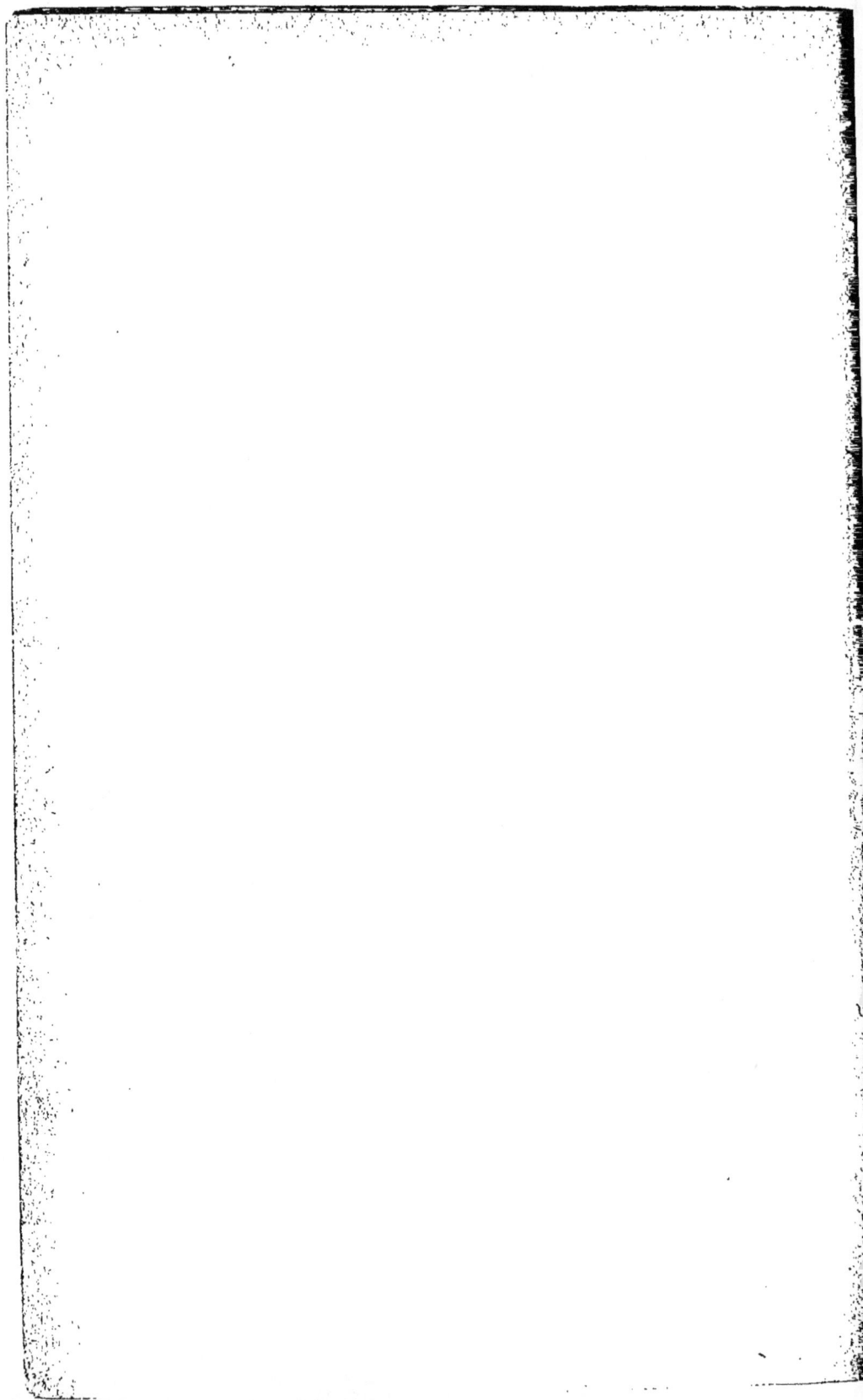

COLLECTION de PRÉCIS de MÉDECINE et de CHIRURGIE de GUERRE

Les Traités de Médecine et de Chirurgie parus avant la guerre conservent actuellement toute leur valeur, mais ils ne contiennent pas les notions nouvelles nées des récents événements. — L'heure n'est cependant pas encore venue d'incorporer à ces ouvrages les données acquises dans les Ambulances, les Hôpitaux et les Laboratoires d'Armées. Ce sera la tâche de demain, dans le silence et avec le recul qui conviennent au travail scientifique.

Il était cependant nécessaire que les Médecins aient, dès à présent, entre les mains une mise au point et un résumé des travaux qui ont fait l'objet des nombreux Mémoires publiés dans les revues spéciales et qu'ils soient armés, pour la pratique journalière, d'ouvrages courts, maniables et écrits dans un dessein pratique.

C'est à ce but que répond cette COLLECTION. Nous publions, sur chacune des multiples questions qui préoccupent les médecins, de courtes monographies dues à quelques-uns des spécialistes qui ont le plus collaboré aux progrès récents de la Médecine et de la Chirurgie de Guerre.

COLLECTION de PRÉCIS de MÉDECINE et de CHIRURGIE de GUERRE

MASSON ET Cⁱᵉ, ÉDITEURS

Le Traitement des Plaies infectées, — par A. CARREL et
G. DÉHELLY (*avec* 78 *figures dans le texte et* 4 *planches hors
texte*).

Les Blessures de l'abdomen, — par J. ABADIE (d'Oran),
Correspondant National de la Société de Chirurgie, avec Préface du Dʳ J.-L. FAURE (*avec* 69 *fig. et* 4 *planches hors texte*).

Les Blessures des Vaisseaux, — par L. SENCERT, Professeur
agrégé à la Faculté de Médecine de Nancy (*avec* 68 *figures
dans le texte et* 2 *planches hors texte*).

Traitement des Fractures, — par R. LERICHE, Professeur
agrégé à la Faculté de Médecine de Lyon. (2 *volumes*.)
  TOME I. — *Fractures articulaires* (*avec* 97 *figures*).
  TOME II (et dernier). — *Fractures diaphysaires* (*avec* 156 *fig*).

Les Séquelles Ostéo-Articulaires *des Plaies de guerre*, —
par Aug. BROCA, Professeur d'Anatomie topographique à la
Faculté de Médecine de Paris (*avec* 112 *figures originales*).

La Prothèse des Amputés *en Chirurgie de guerre*, — par
Aug. BROCA, Professeur à la Faculté de Paris, et DUCROQUET,
Chirurgien Orthopédiste de l'Hôpital Rothschild (*avec* 208 *fig.
dans le texte*).

Localisation et extraction des projectiles, — par OMBRÉDANNE,
Professeur agrégé à la Faculté de Médecine de Paris, Chirurgien des Hôpitaux, et R. LEDOUX-LEBARD, chef de Laboratoire
de Radiologie des Hôpitaux de Paris (*avec* 225 *figures dans le
texte et* 8 *planches hors texte*).

PARAITRONT INCESSAMMENT :

Psychonévroses de guerre, par les Dʳˢ G. ROUSSY, Professeur
agrégé à la Faculté de Paris, et J. LHERMITTE, ancien chef
de laboratoire à la Fac. de Paris (*avec* 13 *planches hors texte*).

L'Appareillage dans les Fractures de guerre, — par le
Dʳ ALQUIER, Ancien Interne des Hôpitaux de Paris, et
J. TANTON, Médecin Principal de l'Armée, Professeur agrégé
au Val-de-Grâce.

VOLUMES A PARAITRE (Suite) :

Traitement et Restauration des Lésions des Nerfs, — par Mᵐᵉ ATHANASSIO-BENISTY, Interne des Hôpitaux de Paris (*Salpêtrière*), avec Préface du Professeur Pierre MARIE (*avec figures dans le texte et 4 planches hors texte*).

Blessures du Crâne et du Cerveau. *Formes cliniques et Traitement médico-chirurgical* — par Charles CHATELIN et DE MARTEL (*avec figures dans le texte et 4 planches hors texte*).

Les Fractures de la Mâchoire inférieure — par L. IMBERT, Correspondant National de la Société de Chirurgie, et Pierre RÉAL — Préface du Médecin Inspecteur général Ch. FÉVRIER (*avec 97 figures dans le texte et 5 planches hors texte*).

Les Fractures de l'Orbite *par Projectiles de guerre,* — par Félix LAGRANGE, Professeur à la Faculté de Médecine de Bordeaux (*avec figures dans le texte et 6 planches hors texte*).

Blessures de la Moelle et de la Queue de cheval. *Formes cliniques et anatomiques. Traitement,* — par les Dʳˢ G. ROUSSY, Professeur agrégé à la Faculté de Médecine de Paris, et J. LHERMITTE. Ancien chef de Laboratoire à la Faculté de Médecine de Paris (*figures dans le texte et 6 planches hors texte*).

Guide pratique du Médecin dans les Expertises médico-légales militaires, — par le Médecin principal DUCO et le Médecin-Major BLUM.

CHACUN DES VOLUMES DE CETTE COLLECTION EST MIS

EN VENTE AU PRIX DE 4 FRANCS

⬛ COLLECTION HORIZON ⬛
PRÉCIS DE MÉDECINE ET
DE CHIRURGIE DE GUERRE

———

LA PROTHÈSE
DES AMPUTÉS

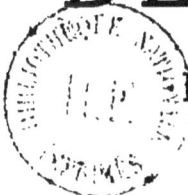

EN CHIRURGIE DE GUERRE

PAR

A. BROCA   et   DUCROQUET

Professeur d'anatomie topographique
à la Faculté de Paris.

Chirurgien orthopédiste
de l'Hôpital Rothschild.

Avec 208 figures dans le texte

MASSON ET Cᴵᴱ, ÉDITEURS
LIBRAIRES DE L'ACADÉMIE DE MÉDECINE
120, BOULEVARD SAINT-GERMAIN, PARIS, VIᵉ
1917

Tous droits de reproduction,
de traduction et d'adaptation
réservés pour tous pays.

PRÉFACE

Nous n'avons pas la prétention, dans ce Précis, de décrire tous les appareils de prothèse que l'on a imaginés. Déjà nombreux avant la guerre, ils sont devenus innombrables et il ne se passe pas de jour où ne sorte un modèle nouveau, plus ou moins ingénieux.

Mais ces mécanismes spéciaux, dont nous sommes loin de contester l'utilité possible, n'ont de valeur pratique que si les fabricants s'astreignent à suivre certaines règles générales, dont nous avons tâché d'indiquer ici les principales.

Notre expérience a été acquise presque exclusivement à la *Fédération des mutilés*, où nous avons examiné et fait appareiller des centaines de mutilés, et où toujours nous avons cherché à leur donner l'appareil le mieux adapté à leur travail.

C'est là, en effet, une notion capitale, et l'on s'expose à des déboires réels si, sous prétexte d'esthétique, on donne à tous les sujets le même appareil, la même jambe dite « américaine », le même bras artificiel. Il y a plus souvent qu'on ne le croit antagonisme, au membre supérieur surtout, entre la forme extérieure et l'utilisation fonctionnelle.

Ceux qui liront ces pages s'en rendront compte, peut-être, et nous aurons atteint notre but si nous les mettons à même, connaissant quelques appareils typiques, d'en faire construire de nouveaux à la fois élégants, solides et pratiques.

On trouvera dans ce volume, pour la prothèse du membre inférieur, un plaidoyer constant en faveur de la construction en bois, selon la technique américaine. Ce procédé, en effet, nous semble constituer, lorsque la solidité est nécessaire, un progrès important; l'intérêt est médiocre au membre supérieur, il est considérable au membre inférieur. Aussi regretterons-nous que nos cahiers des charges officiels n'aient pas imposé cette technique à nos constructeurs, qui restent trop souvent enlisés dans leur routine; et l'on pouvait les en tirer, puisque nous y avons réussi à la *Fédération des mutilés*.

Cette manière de voir n'a rien de subversif : c'est celle du gouvernement belge, dans les centres d'appareillage qu'il a créés; c'est également celle du gouvernement anglais, qui a même fait venir d'Amérique, nous a-t-on dit, des ouvriers spéciaux habitués à ce travail. On aurait pu, croyons-nous, agir chez nous dans le même sens, avec notre main-d'œuvre nationale.

PROTHÈSE DES AMPUTÉS
EN CHIRURGIE DE GUERRE

CHAPITRE PREMIER

CONSTITUTION GÉNÉRALE D'UN MEMBRE ARTIFICIEL

Un *appareil de prothèse* pour amputé, quel qu'il |soit, se compose de deux parties :

1° Le membre artificiel ;

2° L'attache de ce membre au tronc.

Le membre artificiel à son tour se décompose en deux pièces :

1° Un *cône d'emboîtement* ;

2° Une pièce qui supplée aux fonctions de la partie absente, et qui est à vrai dire un *outil terminal*.

Deux cas sont à considérer, selon qu'au tronc reste appendu ou non un segment de membre capable d'être emboîté dans la base du membre artificiel auquel il donne appui et auquel il peut en outre communiquer des mouvements. Par là diffère essentiellement la prothèse :

1° Pour la désarticulation de l'épaule et de la hanche ;

2° Pour l'amputation du bras et de la cuisse.

Dans le premier cas, en effet, nous suspendons au tronc un appareil exclusivement passif.

Dans le second, nous cherchons à tirer parti des mouvements actifs du moignon restant.

La description de ces diverses pièces ne se prête pas à une étude d'ensemble, applicable à la fois aux membres supérieurs et inférieurs. Non seulement la suspension et l'outil terminal sont très différents, mais le cône d'emboîtement ne répond pas aux mêmes besoins.

La position de la cicatrice. — Au cône qui l'emboîte exactement, le moignon transmet deux ordres de forces :

1° Des forces de pression selon la verticale ;

2° Des forces latérales correspondant aux mouvements angulaires de l'articulation sus-jacente.

Les forces latérales sont transmises par toute une face du moignon à la face latérale correspondante du cône d'adaptation : plans antérieur et postérieur seulement pour les ginglymes angulaires tels que le coude et le genou ; n'importe quel plan pour les jointures à mouvements de circumduction comme l'épaule et la hanche.

Les pressions selon la verticale, qu'elles s'exercent de bas en haut ou de haut en bas, peuvent faire appuyer le membre sur le cône d'adaptation en deux points : 1° sur le sommet du cône, c'est-à-dire sur l'extrémité du moignon ; 2° sur la base du cône, c'est-à-dire sur les saillies osseuses sous-jacentes à la dernière jointure conservée. L'adaptation n'est jamais assez intime pour que le soulagement dû à l'emboîtement du moignon dans le cône soit à prendre en grande considération.

Nous devons retenir, comme règle générale, qu'une cicatrice ne supporte pas les pressions et frottements ; que, par conséquent, lorsque nous amputons à tête reposée nous devons prendre nos dispositions pour placer la cicatrice en un point où, d'après ce que nous connaissons sur le fonctionnement de l'appareil prothétique correspondant, elle ne sera pas soumise à ces offenses. En ajoutant, d'ailleurs, qu'après une réunion immédiate parfaite la cicatrice mince et mobile est fort tolérante ; mais en sachant — comme nous y reviendrons en particulier pour le membre inférieur — que cette condition est rarement réalisée en chirurgie de guerre.

On évalue souvent la *longueur du moignon* par rapport à celle du membre du côté opposé ; amputation au tiers supérieur, moyen ou inférieur de la cuisse, de la jambe, du bras, de l'avant-bras. Cela est fort bien à partir d'une certaine longueur ; mais il y a une *limite inférieure de longueur absolue*, au-dessous de laquelle le moignon a une force de levier insuffisante et tend, en outre, à sortir du cône d'emboîtement.

Appareils provisoire et définitif. — Pour les amputations irrégulières, qui ont suppuré, plus encore que pour celles de la chirurgie civile, on sera averti que la plupart du temps, au membre inférieur surtout, un appareillage provisoire, à adaptation médiocre, doit précéder de quelques semaines ou même de quelques mois l'appareillage définitif, à emboîtement précis. Il faut que le moignon s'assouplisse, diminue peu à peu de volume : alors seulement on pourra, en le moulant si besoin, construire le cône exactement adapté.

Matériaux de construction pour le cône d'emboîtement. — Un premier modèle de construction est celui des *appareils en cuir à attelles métalliques* : une gaine, soutenue par des tuteurs latéraux, se lace autour du moignon ; les tuteurs donnent en outre appui, s'il y a lieu, aux articulations artificielles. C'est un principe excellent, soit pour les moignons qui doivent encore diminuer de volume, soit pour le membre supérieur où l'exactitude d'emboîtement est accessoire.

Pour les cônes adaptés avec précision, sur moulage, on a employé :

Le *cuir bouilli*, qui se déforme et devrait être abandonné pour la prothèse du membre inférieur (¹).

Le *celluloïd* qui est le matériel de choix, mais qui a le défaut d'exiger la main d'un artiste ; les essais industriels, en grand, ont jusqu'à présent donné des résultats médiocres.

Le *métal* (zinc, tôle d'acier, aluminium), dont le défaut est que les appareils, au membre inférieur surtout, sont bruyants.

_____

(¹) C'est ce que nous avons obtenu à la *Fédération des mutilés*, en forçant les fabricants à rompre avec leur routine. Il nous paraît donc qu'on aurait pu arriver au même résultat pour les appareils fournis par l'État, lesquels continuent à être en cuir.

C'est déjà un inconvénient pour les articulations métal sur métal des tuteurs latéraux des appareils en cuir, des ressorts à boudin dans certains appareils en bois, où à cause de cela les réactions élastiques sont plutôt confiées au caoutchouc.

Le *bois*, employé depuis de longues années pour la prothèse grossière du membre inférieur, est utilisé aujourd'hui, sous l'impulsion des Américains surtout, pour la confection des appareils autrefois dits « de luxe », aujourd'hui robustes grâce à cette technique (¹). L'emboîtement du moignon est très précis ; la surface de frottement est, sans matelassage, d'un contact doux et agréable ; l'appareil est léger, solide et silencieux. Les meilleurs bois paraissent être le saule anglais et le tilleul. Le cône ne doit présenter aucune fente, aucun nœud, ce qu'on voit à la face interne, non parcheminée.

Mais nous voulons insister sur ce fait général que *le travail en série est impossible pour la confection du cône en bois.* Pour les autres pièces, c'est possible, mais non pour le cône, qui doit être fait en propre pour chaque mutilé, en y évidant des loges pour chaque appui osseux, repéré et senti avec le doigt. Le moulage paraît plus précis : mais on n'y a pas la sensation des saillies osseuses. On n'arrive à rien de bon si, comme certains ont cherché à le faire, on envoie des mesures linéaires à une usine qui expédie ensuite l'appareil à un mutilé que le constructeur n'a pas vu.

(¹) Le travail du bois, pour évider dans une bille un cône emboîtant avec précision le moule du moignon, n'est pas une nouveauté. Il y a quelque soixante ans que deux français, Bailly d'abord, puis Xavier, ont réussi cette fabrication. Mais ces appareils, comme d'ailleurs les vulgaires pilons non moulés, à bon marché, se fendaient facilement et ils ne sont devenus solides que du jour où les Américains ont eu l'idée de *garnir la surface extérieure avec une feuille de parchemin collée* : solides, donc pratiques, car si l'on prend son parti de renouveler souvent un pilon de 25 francs, la question change pour un appareil de 300 à 400 francs. (Prix du temps de paix.)

CHAPITRE II

PRINCIPES GÉNÉRAUX DE L'EMBOITEMENT AU MEMBRE INFÉRIEUR

Qu'il s'agisse d'une amputation de jambe ou d'une amputation de cuisse, la fonction principale du membre artificiel est de supporter le poids du corps. Il faut donc que le cône d'emboîtement donne appui à ce poids. Trois appuis sont en conséquence possibles : par la base, par la surface et par le bout du moignon.

1° *Appui à la base.* — L'appui principal est celui que l'on prend en ajustant le rebord supérieur du cône sous les saillies osseuses situées au-dessous de la dernière jointure conservée, c'est-à-dire l'ischion pour la cuisse, le plateau tibial pour la jambe ;

2° *Appui par la surface du cône.* — Certains fabricants lui attribuent une importance que nous croyons imaginaire, mais qui les a conduits à des conclusions nuisibles.

Il est évident que si un cône rigide et chargé s'emboîte exactement, pointe en bas, dans un tronc de cône creux supporté par une tige verticale, la transmission se fait par frottement de la partie emboîtée de la surface, sans charge sur la partie libre de la pointe. D'où l'on a conclu que, le bout du moignon ne devant pas servir à l'appui, il fallait préférer une cicatrice terminale aux cicatrices latérales que le frottement dans le cône rend douloureuses et même ulcérées.

Or, l'expérience enseigne que, si l'emboîtement serré à ce point est offensant pour les cicatrices latérales, il ne vaut pas mieux pour la majorité des cicatrices terminales.

Le cône emboîté, en effet, est un os garni de parties molles sur lesquelles on ne peut prendre appui selon la verticale, sans les refouler vers la base du moignon, d'où mise en tension de bas en haut des parties molles terminales sur le bout de l'os. A moins que l'on n'ait au-dessous de l'os un long cylindre de parties molles, c'est-à-dire si l'on a sacrifié plus d'os qu'il n'était nécessaire. On a ainsi tous les inconvénients de l'appui terminal, sans en avoir les avantages.

3° *Appui terminal direct*. — Cet appui n'est principal, et même parfois unique, que pour certains moignons spéciaux que nous indiquerons en temps voulu. Pour les appareillages des amputations habituelles, au-dessus des renflements épiphysaires, il n'est jamais qu'un complément, qu'un accessoire, mais, c'est un complément fort utile.

Pour faire appuyer le bout du moignon il n'y a qu'à tendre dans l'aire du cône, à la hauteur voulue, une toile garnie de feutre. Si l'appareil est en cuir, on prend appui sur un cercle métallique fixé aux tuteurs latéraux.

Mais pour que l'appui direct sur le moignon soit possible, deux conditions sont indispensables : qu'il n'y ait point de cicatrice terminale ; que l'extrémité osseuse soit bien matelassée par un lambeau épais et non adhérent à l'os. En effet, la marche directe sur le moignon ne comporte pas un simple appui par pression, mais des frottements obligatoires, plus ou moins importants, par va-et-vient. Cela n'est réalisé dans des conditions vraiment parfaites que si la peau est adaptée par sa structure à ce fonctionnement. C'est le cas pour la plante des pieds : épiderme et derme épais, aréoles fibreuses sous-cutanées continues avec l'aponévrose d'enveloppe et limitant de petites cavités remplies de lobules adipeux formant coussin, constituant comme autant de petites boules liquides glissant les unes sur les autres. La peau de la pointe et de la face postérieure du talon est moins préparée à cela anatomiquement que la semelle plantaire : elle est bonne cependant, et c'est pour cela que la marche directe, sans décharge, sur la section du tibia, est possible après l'amputation sus-malléolaire.

Mais une peau qui n'est point ainsi préparée par sa structure normale peut cependant fort bien s'adapter à ces pressions, à ces frottements, pourvu qu'elle soit matelassée par une couche musculaire épaisse, doublée, toutes les fois que c'est possible, de tissu fibreux. Une peau non doublée, surtout chez les individus blonds et gras, à peau fine et tendre, s'ulcère facilement par frottement et même par pression simple ; il s'y fait des hygromas, des durillons. Voyez ce que devient, en cas de pied bot varus équin, la peau dorsale et externe du pied. Ces muscles du lambeau ne resteront pas, sous l'os, à l'état de tissu musculaire, mais ils deviendront fibreux — utiles cependant, car :

1° Ils interposeront une lame fibreuse plus ou moins épaisse entre l'os et la peau, en sorte que celle-ci restera mobile sous l'os et ne sera pas comprimée directement;

2° Ils adhéreront à la tranche osseuse, y formant insertion tendineuse, ce qui rend plus énergique leur action sur le levier osseux conservé.

Un lambeau supporte mal l'appui lorsque les muscles se rétractent autour de l'os, sous lequel il n'y a dès lors plus que la peau. De même lorsqu'il est tendu sous l'os : *les chairs doivent rester molles et lâches.*

Sur des centaines d'amputés de jambe ou de cuisse que nous avons vus défiler et fait appareiller à la *Fédération des mutilés*, nombreux furent ceux chez lesquels une cicatrice terminale a gêné l'appareillage ; nous n'avons jamais observé la chose pour une cicatrice latérale ; nous n'en avons jamais vu s'ulcérer rapidement sous l'influence de la pression ou des frottements dans un cône de bois bien fait. Aussi, ne peut-on admettre que le matelassage du moignon soit jamais une question secondaire.

Par conséquent, nous devons considérer, en principe, la méthode circulaire pure comme un pis aller et diriger nos sections des parties molles de façon à matelasser de notre mieux le bout de l'os, à déjeter la ou les cicatrices sur un côté.

Nous savons qu'en pratique la chirurgie de guerre nous impose des nécessités souvent défectueuses. Nous sommes pris, souvent, dans un dilemme : un moignon bon trop court ; un moignon long, médiocre ou même mauvais.

Pour la cuisse en particulier, l'amputation circulaire au tiers inférieur, quand elle est faite en chair saine et qu'elle ne suppure pas, peut être taillée et suturée de façon à donner une cicatrice transversale un peu postérieure et excellente, et même, après ces amputations réglées, une cicatrice linéaire et souple de première intention parfaite, séparée de l'os par un bon coussin de parties molles fibro-musculaires, gêne peu, quel que soit son siège ; au bout de quelques mois, elle supporte sans dommage pression et frottements. Mais nous parlons de chirurgie de guerre, et par conséquent nous devons souvent appareiller des moignons où les cicatrices cutanées sont larges, dures, plus ou moins irrégulières, où l'os a suppuré, où les parties molles voisines sont dures et cicatricielles. Le chirurgien qui obtient ces moignons n'est pas le plus mauvais.

Amputant au milieu de parties infectées, se résignant à une cicatrice par seconde intention et à des retouches opératoires consécutives, il doit prendre du temps et de la peine pour arriver à un résultat fonctionnellement favorable, quoique au premier abord disgracieux. Mais c'est lui qui est dans le droit chemin, et non celui qui nous envoie de beaux moignons n'ayant pas suppuré, parce qu'il a coupé la cuisse pour une plaie de la jambe à la partie moyenne ; la jambe pour une plaie du pied, et même de l'avant-pied.

Il est certain que, pour que le moignon joue efficacement son rôle de levier dans le cône d'emboîtement, une longueur déterminée est nécessaire ; et nous devons faire tout notre possible pour qu'un moignon de cuisse ait au moins 15 à 20 centimètres de long, un moignon de jambe au moins 10 à 12. Mais quand ces chiffres sont atteints, la différence fonctionnelle n'est pas grande entre une amputation de jambe, par exemple, au tiers ou au quart inférieur, surtout si l'orthopédiste sait jouer de l'appui terminal direct. Notion capitale à retenir par le chirurgien appelé à exécuter sur des moignons défectueux des opérations secondaires, à déterminer s'il est possible de tarir vite la suppuration par un raccourcissement brutal ou s'il faut, en évidant les foyers d'ostéite, conserver de la longueur et perdre du temps.

CHAPITRE III

APPAREILS POUR LES AMPUTATIONS
DE CUISSE

Il y a deux modes d'appareillage très différents :

1° Pour les amputations au-dessus des condyles, où il faut toujours prendre point d'appui sous l'ischion par la base du cône d'emboîtement ;

2° Pour les amputations intracondyliennes (ou pour les désarticulations du genou) où l'appui direct, terminal, peut suffire.

§ 1. — *Appareils à appui ischiatique.*

(Amputation au-dessus des condyles.)

Dans la confection d'un appareil pour amputation de cuisse, deux principes très différents peuvent être appliqués, selon que l'on veut faire marcher l'amputé sur une tige rigide, c'est-à-dire sur un pilon, ou sur une jambe artificielle proprement dite, où le genou fléchit pendant la marche (jambe dite américaine).

Mais quel que soit le principe adopté, et aussi quel que soit le matériel choisi, le bois ou le cuir, quelle que soit enfin la précision de l'emboîtement dans le cône, des règles communes régissent :

1° La forme de la base par laquelle le cône s'adapte à la racine de la cuisse au point d'appui ischiatique ;

2° La suspension de l'appareil au tronc.

Nous commencerons donc par exposer ces deux questions et nous décrirons ensuite les appareils provisoire ou définitif, à pilon ou à genou fléchissant.

I. — DE LA BASE DU CÔNE D'EMBOITEMENT.

L'ischion est le seul point osseux qui puisse arrêter l'ascension de l'appareil lorsque le membre est à l'appui. Cet ischion est à la partie postérieure du périnée (fig. 1), dont la partie antérieure, au contraire, ne peut pas supporter la pression. Il faut donc dégager cette partie en abaissant le bord interne dans sa partie antérieure, en y taillant une *loge périnéale* concave, qui se relève en arrière, sous l'ischion (fig. 3).

Mais *il ne faut pas que l'ischion puisse pénétrer à l'intérieur du cône*, sans quoi le bord interne vient au contact du périnée : il faut donc que le diamètre de la base soit inférieur à celui du membre, pour que l'ischion repose sur le bord supérieur de cette base.

Si la base est trop large, l'amputé met le moignon en abduction, ce qui abaisse le bord interne et évite la compression périnéale; et il marche en fauchant, ce qui est à la fois disgracieux et fatigant.

Lorsqu'on reçoit un appareil, il est facile de se rendre compte du siège de l'appui ischiatique. Le sujet étant appareillé, on prend l'ischion entre le pouce et l'index, et l'on voit s'il est sur le bord de l'emboîtage ou à l'intérieur du cuissard. On s'en rend mieux compte encore, si, maintenant à l'intérieur de l'appareil les doigts qui marquent la place de l'ischion, on ordonne au sujet d'enlever son moignon.

Si la base est suffisamment étroite, elle peut être circulaire, sans excavation de loge périnéale (fig. 2). Mais cette forme est défectueuse pour un autre motif, car elle a pour conséquence la *rotation progressive de l'appareil en dedans*.

En effet, au moment où l'appareil vient prendre contact avec le sol, le bassin est oblique à l'arrière (l'épine iliaque du côté sain étant postérieure par rapport à celle du côté amputé). Le membre sain, qui va exécuter son pas, passe d'arrière en avant et le bassin, qui était oblique à l'arrière, devient oblique à l'avant. Il entraîne le fémur opposé dans son mouvement, le moignon a tendance à tourner en dehors dans son cuissard,

Sur un sujet debout, les branches ischio-pubiennes, entre lesquelles est tendue la cloison périnéale, sont obliques sur l'horizon à 45°

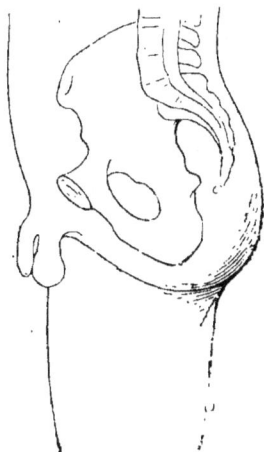

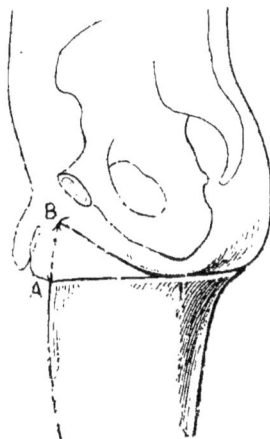

FIG. 1.　　　　　　　FIG. 2.

environ, en bas et en arrière. L'ischion, limite postérieure du périnée, en est en même temps la plus basse (fig. 1). C'est la branche ischio-pubienne qui, répondant au pli génito-crural, marque la limite entre la racine de la cuisse et le périnée; c'est elle qui ne peut supporter la pression de l'appareil.

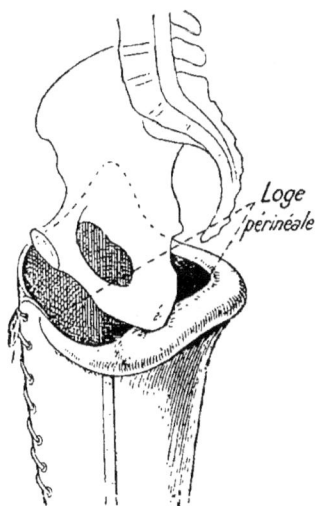

FIG. 3.

Si la base du cône est étroite, plus étroite que la circonférence du membre mesurée au-dessous de l'ischion, elle peut être circulaire et cependant donner appui à l'ischion, qui ne descendra pas à l'intérieur du cône (fig. 2). Cette descente aurait pour corollaire l'abaissement du moignon, l'absence d'appui sous l'ischion et l'appui sur la branche ischio-pubienne et le périnée.

La constriction exercée ainsi à la base du moignon dépasserait facilement le degré supportable. Aussi la vraie solution du problème est-elle d'excaver le bord interne (fig. 3) en une loge périnéale, qui se relève en arrière sous l'ischion, et lui donne appui solide à ce niveau.

par conséquent l'appareil tourne en dedans relativement au moignon. Cette rotation s'accuse, peu à peu, à chaque pas, et au bout de quelque temps, il faut que le sujet la corrige en tournant l'appareil en dehors avec ses mains.

Si, au contraire, le bord supérieur est, dans sa partie antérieure, oblique en bas et en dedans à 45° environ, lorsque le cône tournera en dedans, autour du membre, sous l'influence de la pesanteur, pendant le temps d'oscillation, la base du moignon remontera la pente de la lèvre antérieure du cône ; mais quand viendra l'appui, le poids du corps, en l'enfonçant dans le cône, lui fera redescendre cette pente, c'est-à-dire imprimera passivement au membre artificiel une rotation en dehors corrigeant, à chaque pas, l'amorce de rotation interne.

On peut donner aux deux bords de la base la même inclinaison (fig. 5). Cet emboîtage oblique ne sert à rien en arrière : mieux vaut, au contraire, abaisser le bord postérieur, en combinant cet *emboîtement semi-oblique* (fig. 6) au relèvement sous l'ischion et à l'abaissement du bord interne sous le périnée.

Ces conditions sont réalisées facilement dans la construction bien faite du cuissard en bois représenté figures 8 et 9 où l'on voit, en outre, que : vu de face, il est convexe en dehors ; vu de profil, il est convexe en avant (fig. 8). Ces formes, qui sont celles de quelques bons appareils américains, doivent être généralisées.

La courbe en dehors dégage la région ischiatique et rend possible l'appui de l'ischion sur l'appareil. Les chairs se trouvent reportées en dehors (fig. 9).

Si l'appareil est courbe en avant et surtout si on ajoute à cela un montage de la jambe en flexion très légère du genou, le moignon fléchit un peu à la hanche et le mutilé se trouve comme assis dans son appareil.

Lorsque le cuissard a une forme droite, l'appareil occasionne une pression désagréable sur l'ischion à la fin de l'appui sur le membre malade. Ajoutons que les mouvements d'extension sont souvent très diminués, surtout chez les sujets à moignon court : les muscles extenseurs de la cuisse étant sectionnés, les muscles fléchisseurs entraînent le moignon en

La figure 4 représente l'emboîtement à base circulaire (presque toujours trop large) du « pilon du pauvre », avec l'attache au tronc par une simple ceinture attachée à une queue externe. Sur la figure 5,

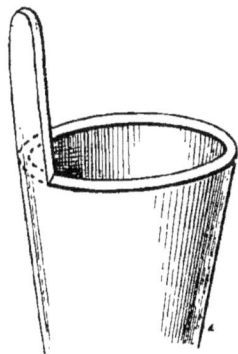

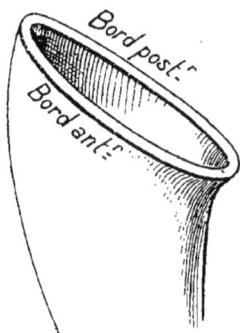

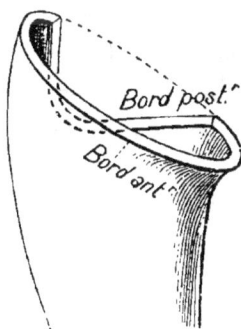

Fig. 4.   Fig. 5.   Fig. 6.

on voit l'emboîtement oblique des deux bords symétriquement ; sur la figure 6, l'emboîtement semi-oblique, par obliquité du bord antérieur

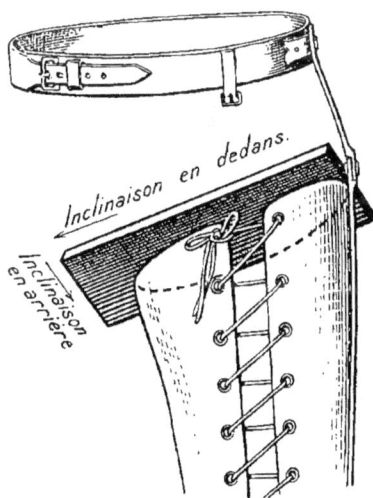

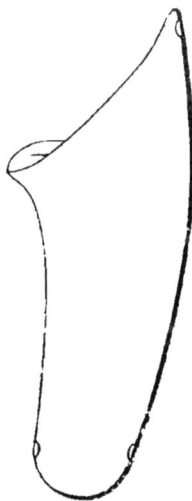

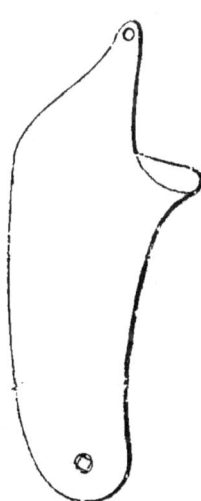

Fig. 7.   Fig. 8.   Fig. 9.

seul ; et l'on se rend compte par la figure 7, de la double obliquité en dedans et en arrière du plan de l'orifice supérieur du cône.

Les convexités du cône d'emboîtement, avec la forme typique qui nous paraît la meilleure, sont représentées figure 8 (convexité en dehors) et figure 9 (convexité en avant).

flexion, d'autant plus que le moignon est plus court. Si l'appareil est droit, le moignon court ne peut suivre les mouvements d'extension nécessités par la marche, il s'énuclée de l'appareil si la lèvre antérieure de l'emboîtage est trop basse. Au cas contraire, il se place en flexion à angle droit.

Les principes sont les mêmes pour le *cuissard en cuir*, dit de fabrication française.

Ce cuissard est consolidé par deux attelles métalliques latérales (en bas desquelles est fixée la pièce jambière)

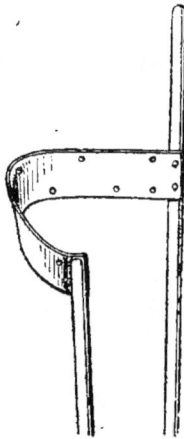

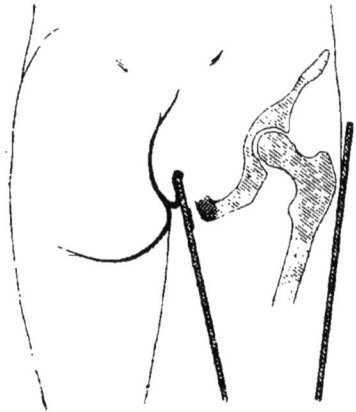

FIG. 10.   FIG. 11.

réunies en arrière par une embase sur laquelle doit appuyer l'ischion (fig. 13).

La forme habituelle autrefois était celle de la figure 10. L'embase était horizontale et en demi-cercle postérieur seulement; les tiges latérales étaient rectilignes. Par conséquent, dans cette construction, ces attelles forment un cône, dans lequel les chairs ne sont pas déprimées à la partie interne, ni reportées en dehors, comme dans l'appareil précédent. D'ailleurs, tant que le moignon n'est pas rétracté, l'ischion débordé en dedans par les parties molles plonge dans l'appareil et c'est le périnée qui fait point d'appui (fig. 11). Faite en cuir, la loge périnéale se déforme vite et n'existe à vrai dire pas. Enfin, l'emboîtage est circulaire, avec ses défauts (fig. 12).

Pour les cas où l'on croit devoir employer le cuir, tout cela est facile à corriger, en donnant à l'embase la forme évasée que nous avons décrite pour le cône de bois, et en la prolongeant en avant sur les deux tiers de la largeur correspondante en forme d'emboîtement oblique (pointillé de la fig. 12).

Non soutenu, un rebord oblique en cuir s'affaisse, et, par suite, permet la rotation au bout de quelques mois d'usage. Le cuir qui part de la pointe métallique a une coupe très obli-

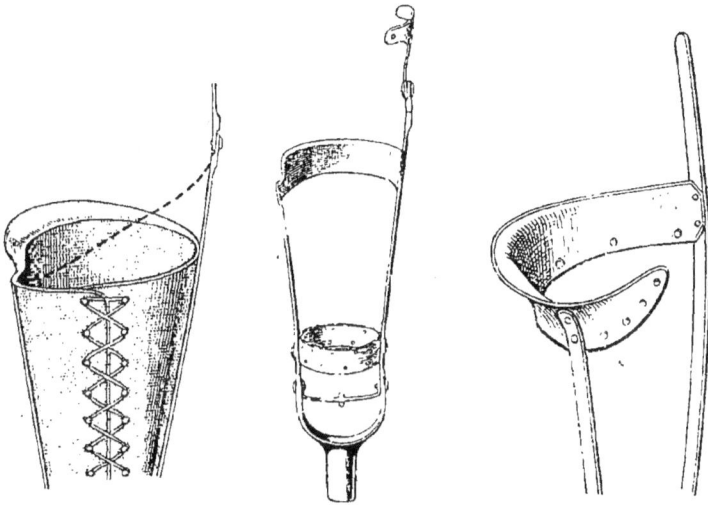

FIG. 12.   FIG. 13.   FIG. 14.

Dans les appareils en cuir ordinaires, le montage est fait (fig. 13) sur deux tiges latérales réunies par une embase postérieure que l'on voit isolée sur la figure 10 et garnie de cuir sur la figure 12. Si les attelles latérales sont droites et divergentes (fig. 11), on a tous les défauts de l'emboîtage circulaire et du cône rectiligne. La loge périnéale en cuir se déforme très vite. Mais il est facile de faire l'embase de la figure 14, qui a loge périnéale et emboîtement oblique en avant, selon le pointillé qui montre sur la figure 12 le défaut de l'appareil classique ; et l'on verra à la page suivante la forme typique de l'appareil en bois réalisée sur l'appareil en cuir.

quement ascendante vers le trochanter, tandis que le bord postérieur de l'emboîtage, qui est horizontal, rejoint l'extrémité postérieure de la loge périnéale.

On voit sur la figure 14 la forme de l'armature métallique, sur les figures 15 et 16 celle de l'appareil garni de cuir ; sur la figure 17, l'appui ischiatique : et l'on voit l'identité possible de cet appui avec celui que donne le cône de bois (fig. 18).

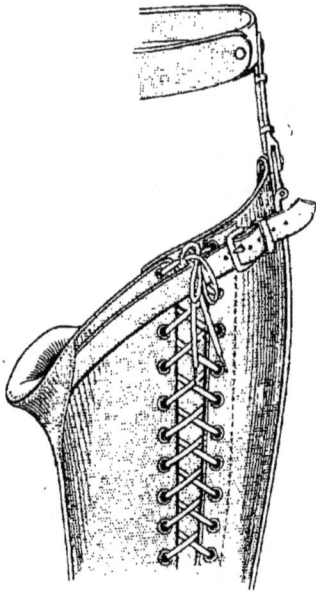

Fig. 15.

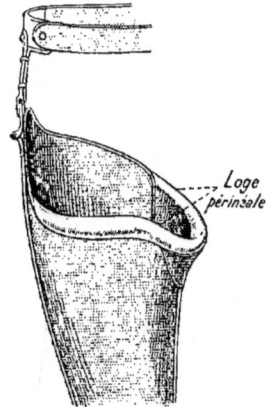

Loge
périnéale

Fig. 16.

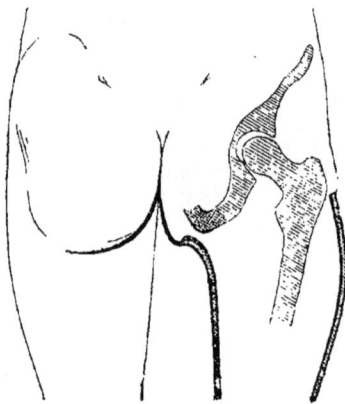

Fig. 17.

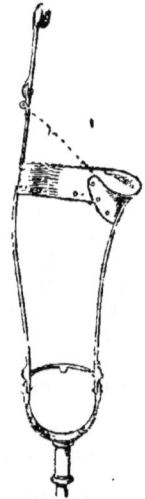

Fig. 18.

II. — APPAREIL SUSPENSEUR

La *suspension du cuissard* est indispensable, et doit être d'autant plus importante que le moignon est plus court, a plus de tendance, par conséquent, à sortir du cône d'emboîtement. On peut, pour elle, prendre point d'appui soit à la ceinture, sur l'*évasement des crêtes iliaques*, soit sur les *épaules* avec des bretelles.

Pour un appareil de moignon long (amputation au-dessous de la partie moyenne de la cuisse), un seul de ces moyens suffit, et nous décrirons, selon la construction habituelle :

La ceinture (système français) pour les appareils en cuir;

Les bretelles (système américain) pour les appareils en bois.

Si le moignon est court, le mieux est de combiner les deux procédés.

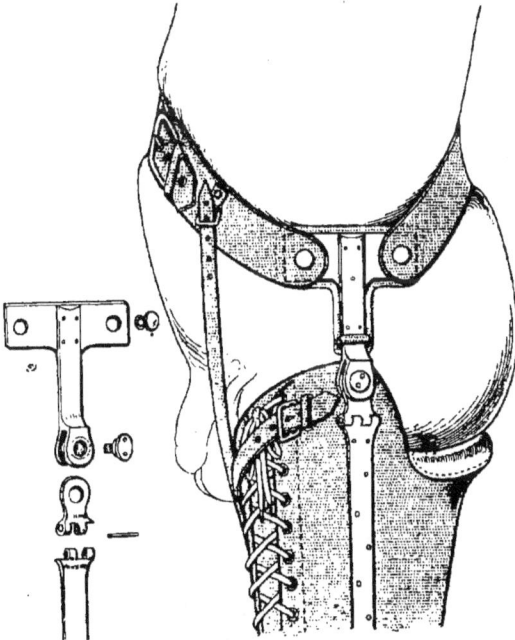

Fig. 19 et 20. — Suspension pelvienne pure et détail de l'articulation coxo-fémorale.

A. — Suspension par la ceinture. — *Dans le pilon en cuir*, le meilleur procédé consiste à placer une plaque pelvienne,

qui supporte la tige de hanche, au-dessous de la crête iliaque
(fig. 20 à 24). Une ceinture, fixée de chaque côté aux extrémités

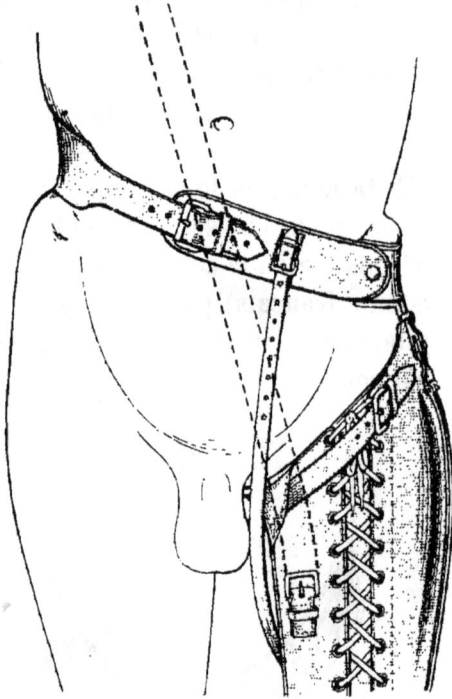

Fig. 21.

de cette plaque, entoure le bassin et passe au-dessus de la
crête iliaque de l'autre côté. Le cuissard est suspendu à ce
point de support, en dehors, par l'attelle fémorale externe
articulée avec la tige de hanche ; en dedans, par un sous-cuisse.
Une bretelle peut compléter la suspension de l'appareil (fig. 21).

L'axe de l'articulation métallique qui unit l'attelle fémorale
externe à la partie inférieure du T doit se trouver directement
au-dessus du grand trochanter (fig. 20).

L'attelle fémorale se brise assez souvent au niveau de l'articulation qui l'unit à la pièce de hanche (fig. 23) ; nous avons sup-
primé cet inconvénient en ajoutant, immédiatement au-dessous,
une articulation qui permet les mouvements d'abduction (fig. 19).
Un sous-cuisse limite les mouvements d'écartement de la cuisse.

Suspension pelvienne.

Une pièce de hanche métallique est appliquée au-dessous de la crête iliaque et maintenue par une ceinture oblique, passant au-dessus de la crête iliaque du côté opposé (fig. 20 à 24 sur les divers profils). Cette pièce est fixée au cuissard par une articulation représentée figure 19 (voir aussi fig. 22) qui permet à la fois la flexion et l'abduction de la hanche, et qui fait la suspension du bord externe de l'appareil. La suspension du bord interne est confiée à un sous-cuisse en anse antéro-postérieur, dont les figures 21 et 22 rendent compte. Voir figure 21 le pointillé indiquant l'adjonction facile d'une bretelle de suspension. Voir figure 23 le jeu de la charnière simple, en flexion de la hanche ; charnière ne permettant que le mouvement de flexion et d'extension. Voy. p. 25

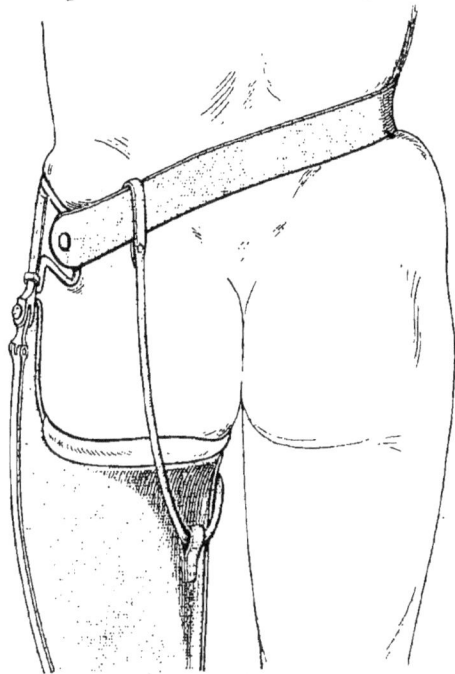

Fig. 22.

des articulations analogues, mais tournant à la fois sur la pièce pelvienne et sur le cuissard.

Ce dispositif a pour but d'éviter le pincement des chairs abdominales sur la base du cuissard en position assise et il est indispensable pour les moignons courts, comme nous l'expliquons plus loin. Voy. p. 19 pour l'articulation qui permet un mouvement d'abduction du cuissard sur la pièce pelvienne et soulage la charnière, sans cela facilement disloquée.

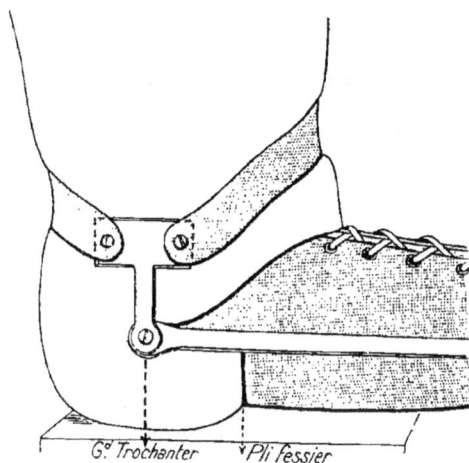

G.⁰ Trochanter   Pli fessier

Fig. 23.

B. — **Suspension par bretelles** (suspension américaine).
— La suspension américaine a pour avantage de laisser le
bassin libre ; l'amputé ne se sent pas tiraillé par la pièce de
hanche. Dans le cas précédent, en outre, lorsque le sujet est
assis, le moignon, séparé du siège par le cuissard, dont
l'épaisseur est notable, se trouve en situation plus élevée

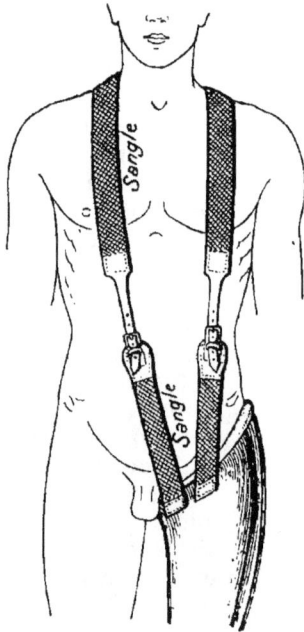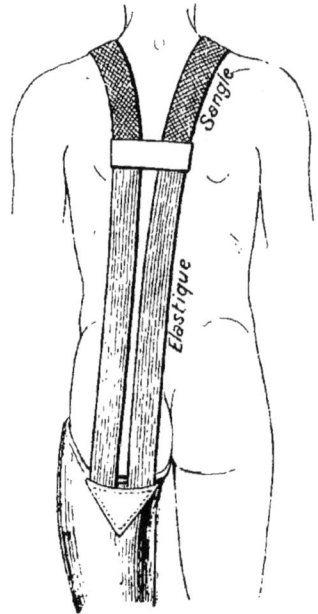

Fɪɢ. 24.　　　　　　　　　　Fɪɢ. 25.

Bretelles en sangle sur l'épaule et en avant, où elles vont au cône par
boucleteau ; en arrière, couplage transversal entre les omoplates et
bretelles élastiques au-dessous.

que la partie correspondante de la cuisse saine, ce qui entraîne
une position oblique du bassin, gênante et disgracieuse. Les
bretelles étant très relâchées en position assise, le sujet peut
éviter cet inconvénient ; pour cela, il énuclée une partie de son
moignon de l'appareil, dont l'extrémité supérieure affleure
seulement le bord de la chaise. Cette position assise est très
agréable, puisqu'elle est la position normale, mais le sujet
doit rentrer son moignon dans l'appareil toutes les fois qu'il
veut se mettre debout.

Cette suspension est indispensable pour les appareils à genou fléchissant où, comme nous le verrons, la bretelle sert au redressement de l'articulation.

Nous donnons ici deux modèles d'attache des bretelles au

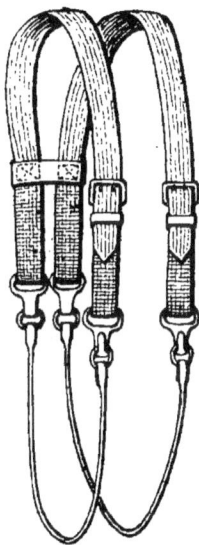 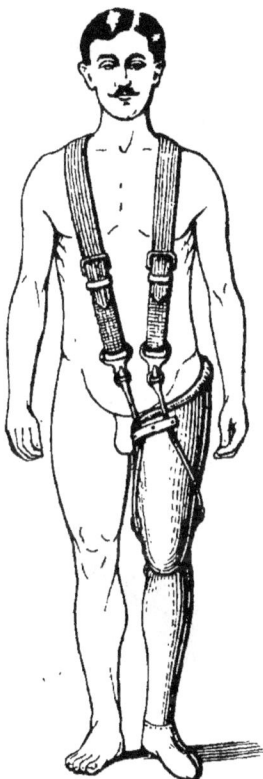

Fig. 26.   Fig. 27.

Fig. 26. — On voit qu'au-dessus du niveau de l'embase, les sangles des bretelles sont prolongées par une corde en anse.

Fig. 27. — Ces anses de corde, couplées sur l'embase par une traverse de cuir faisant passant-coulant, se réfléchissent sur deux poulies fixées, à mi-hauteur, sur les faces interne et externe du cuissard. La bretelle externe tend à porter le membre en abduction, d'autant plus qu'elle est plus tendue.

cuissard, celui que nous faisons appliquer à la jambe fédération (fig. 24 et 25) et celui qui est appliqué à la jambe américaine de Marcks (fig. 26 et 27).

C. — **Suspension combinée.** — *Si le moignon est court*, il faut fixer l'appareil à la fois par une ceinture et par des bretelles; celles-ci seront larges de 5 à 6 centimètres.

Dans ces cas, il faut, en outre, pour que dans la flexion de la hanche le moignon ne sorte pas du cône, monter aussi haut que possible la partie antérieure du cuissard; mais alors

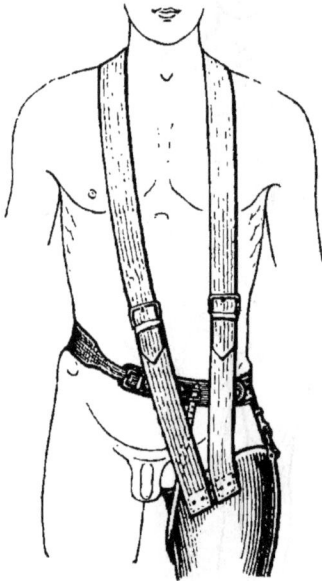

FIG. 28.

Suspension combinée pour moignons courts.

Fig. 28. — Ensemble du dispositif. Fig. 29 et 30, pour montrer l'utilité d'un pivot de flexion entre la tige de hanche et la plaque pelvienne. S'il n'y a pivot de cette tige que sur l'attelle fémorale, le T bascule sans doute sur la ceinture, mais pas assez pour que le devant, forcément haut, du cuissard, ne s'enclave pas dans la paroi abdominale (fig. 29); s'il y a double pivot, la tige devient oblique et chasse le cuissard en avant, ce qui permet au tronc d'être vertical (fig. 30).

le bord surélevé entrave la flexion de la cuisse en venant buter contre la paroi abdominale dès que le sujet prend la position assise, si l'appareil est muni de la pièce métallique en T que nous avons décrite (fig. 29; *cf.* fig. 23). On obvie à cet inconvénient en rendant mobile la partie supérieure du T; lorsque le sujet prend la position assise, la branche verticale mobile devient oblique, le cuissard repoussé en avant laisse le moignon sortir en partie et ne vient plus heurter la paroi abdominale (fig. 30).

On peut aussi remplacer la ceinture par un corselet en cuir et fixer sur ce corselet la pièce que nous venons de décrire.

Les bretelles sont à elles seules, pour les moignons courts, un moyen médiocre de fixation latérale.

Dans la station assise, le moignon sort facilement du cône.

Lorsque le sujet est debout, le moignon se porte en abduction alors que l'appareil, sous l'influence de son propre poids,

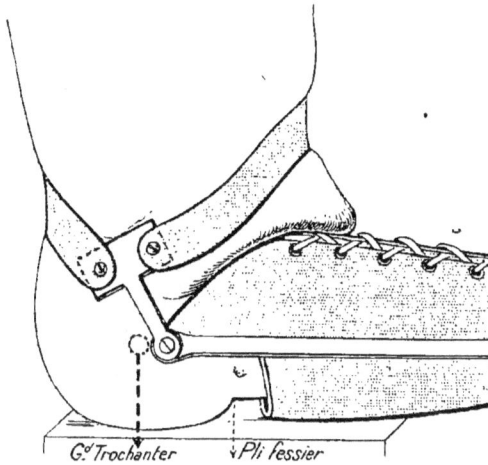

Fig. 29.

tombe dans la position verticale; dans cette bascule, l'extrémité inférieure du moignon vient heurter la partie externe de

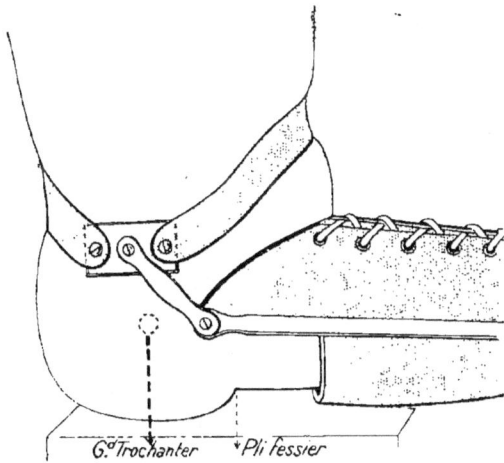

Fig. 30.

l'appareil, tandis que le bord interne de celui-ci s'enfonce dans les chairs à la racine de la cuisse.

III. — La marche sur pilon et les appareils correspondants.

Le pilon rigide et le pilon articulé. — Le pilon est une tige rigide, terminée par un léger élargissement appelé quillon, qui transmet diréctement au sol le poids du corps, appuyé par l'ischion sur la base du cône d'emboîtement.

La station debout est ainsi d'une solidité extrême; et de même la stabilité est grande, pendant la marche, pour le temps où le membre artificiel vient à l'appui.

Pour détacher le membre du sol et le porter en avant, l'amputé utilise à la fois la flexion du moignon sur la hanche et les mouvements du bassin (élévation, puis rotation en dedans autour du membre sain à l'appui), en proportion variable selon son habileté et selon la longueur du moignon. L'élévation du bassin est toujours accentuée.

Le *pilon ancien modèle*, dit « pilon du pauvre », est composé d'un cône d'emboîtement continu avec une tige rigide. Si on construit avec soin l'embase, selon les principes exposés ci-dessus, c'est un excellent appareil de prothèse provisoire [1]. Ce cône, en bois grossier, non ajusté au moignon, est très économique; son défaut d'adaptation précise est une qualité tant que le moignon, non dégorgé, ne peut supporter les frottements; à mesure que le moignon « se fait » et diminue de volume, on rembourre avec des serviettes. Nous ajouterons que tout mutilé qui n'est pas assez riche pour posséder deux appareils de luxe devrait avoir en réserve ce pilon de secours, pour les moments où l'appareil de précision a besoin d'une réparation.

Comme appareil définitif, avec cône « de précision », le pilon rigide a deux défauts : il n'a pas l'aspect extérieur de la jambe et du pied; lorsque le sujet est assis, la tige rigide — et disgracieuse — est gênante pour lui et pour ses voisins.

[1] On a imaginé d'assez nombreux appareils provisoires, à cône soit à claire-voie, soit en plâtre. Le vieux pilon en bois, si facile à se procurer, supprime, sans inconvénients, tout ce travail supplémentaire.

Aussi, avons-nous mis à l'étude — et réalisé — la construction d'un *pilon articulé*, dont voici le principe.

Au-dessous du cuissard, le quillon est articulé autour d'un axe transversal qu'un système de verrou bloque dans l'extension en station debout. Le sujet débloque, en maniant le verrou à travers le pantalon, quand il s'assied ; et quand il se relève, l'arrêt en extension est automatique.

Le montage de cet axe transversal est possible de deux manières :

1° L'extrémité supérieure de la tige jambière se termine en fourche et l'axe traverse à la fois les deux bouts de cette fourche et l'extrémité inférieure du cuissard (fig. 31 à 33) ;

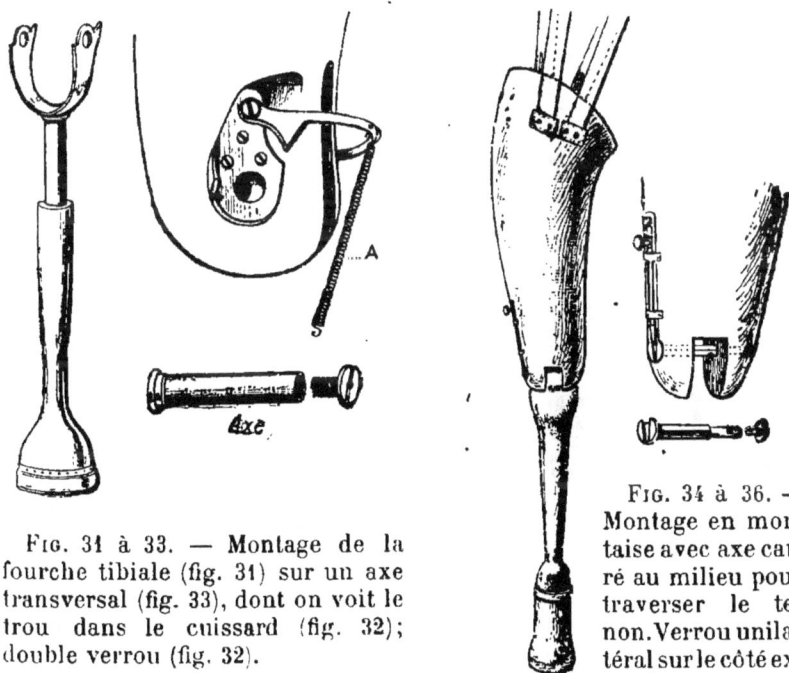

FIG. 31 à 33. — Montage de la fourche tibiale (fig. 31) sur un axe transversal (fig. 33), dont on voit le trou dans le cuissard (fig. 32); double verrou (fig. 32).

FIG. 34 à 36. — Montage en mortaise avec axe carré au milieu pour traverser le tenon. Verrou unilatéral sur le côté externe du cuissard.

2° L'extrémité inférieure du cuissard est découpée en une mortaise médiane où s'engage une lame verticale, antéro-postérieure, qui prolonge la ligne médiane de la jambe. L'axe traverse à la fois cette épine tibiale artificielle et les deux joues de la mortaise fémorale. Si le trou de l'épine tibiale enfilé par la partie correspondante de l'axe est carré, la charnière fonctionne solidement (fig. 34 à 36).

Dans ce dernier cas, l'axe tourne avec la jambe. Dans le premier, cela est possible également. Mais, la plupart du temps, lorsque l'on fait le montage en fourche, c'est sur un cuissard en cuir, et on articule les deux bouts de la fourche, indépendamment l'un de l'autre, aux deux bouts correspondants des attelles métalliques du cuissard, sans axe transversal continu. C'est alors la fourche qui tourne autour de ces deux articulations.

S'il y à un axe transversal continu, on peut le bloquer solidement par un seul verrou, à une de ses extrémités [à l'extrémité externe, par conséquent] (fig. 36 et 39).

S'il y a deux articulations latérales, le verrou unique est insuffisant : il faut fixer les deux articulations à la fois, sans quoi celle qui n'est pas fixée fatigue et prend du jeu. Il est d'ailleurs aisé, à l'aide d'un demi-cercle postérieur, de solidariser les deux verrous et de les actionner ensemble d'un seul mouvement (fig. 32.)

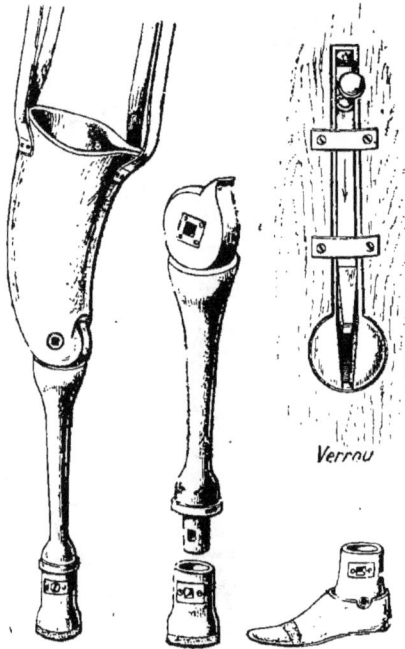

Fig. 37 à 40. — Le montage en mortaise et le pied de parade.

Pour l'esthétique, on peut donner à la pièce jambière, en bois, la forme d'une jambe avec pied. Mais si l'on a adopté en principe, pour un campagnard par exemple, la marche sur pilon à cause de sa solidité, mieux vaut un appareil auquel, pour les jours où l'esthétique prend le pas sur le travail, on adapte autour du pilon simple une *jambe et un pied de parade* (fig. 37 à 45). Le membre est ainsi plus léger, car le faux mollet est une simple lame de feutre; et il est très facile de remplacer par un pied la partie inférieure, renflée, du quillon.

Nous donnons ci-après deux modèles de ce genre, l'un à cuissard américain en bois et à verrou unique sur axe transversal, l'autre à cuissard en cuir et à double verrou. Le premier (fig. 37 à 40) est représenté avec une suspension à bretelles, le second (fig. 41 à 47) avec une suspension à ceinture; nous avons dit quand il faut associer les deux.

La plupart du temps, c'est au cuissard en bois qu'il faut donner la préférence : l'appareil est moins lourd et peut durer quatre à cinq ans au lieu de deux ans environ. Ajoutons que le cuir se déforme et que la base s'élargit, avec les inconvénients que nous avons décrits page 16.

Mais *le cuir* — quelquefois définitivement indispensable pour certains moignons qui ne tolèrent pas l'emboîtement — a l'avantage de pouvoir servir à *l'appareillage provisoire.* Pendant les premières semaines, quelquefois pendant les premiers mois, on suit pour ainsi dire, avec le lacet, la diminution du moignon; et quand l'état est définitif, au-dessous d'un cône de bois, alors possible dans de bonnes conditions, on adapte la partie jambière du premier appareil.

Cette transformation est un peu plus dispendieuse (80 fr.) que le « pilon du pauvre », mais nous la croyons infiniment plus agréable.

Nous ajouterons qu'il est très facile, lorsque le pied est ajusté au bout de l'appareil, de rendre au genou sa flexion libre et de réaliser la « marche américaine » dont nous parlerons plus loin. Il suffit d'adapter en avant, de cuisse à jambe, un muscle artificiel en caoutchouc et une bretelle d'extension pareille à celle des appareils américains voy. p. 54).

Cet appareil, que nous appelons « jambe fédération », parce que nous l'avons créé à la *Fédération des mutilés*, a déjà été imité, sans qu'on dise toujours la source.

La jambe et le pied de parade.

Les figures 41 à 45 (appareil en cuir) sont à comparer aux figures 37 à 40 (appareil en bois) qui les complètent sur certains points. Nous ne revenons pas sur le mode d'emboîtage et de suspension, sur le montage et le verrou du genou.

La tige jambière — montée en haut à tenon ou à mortaise, peu

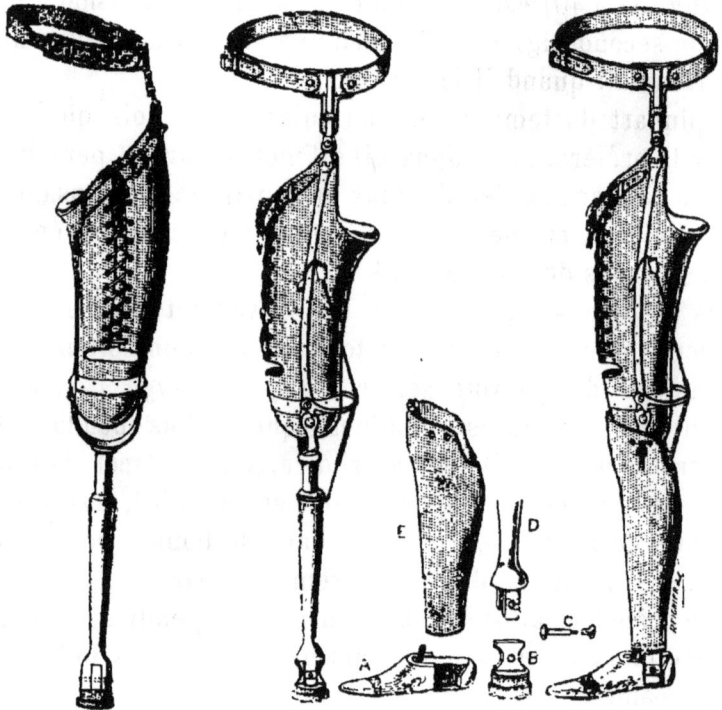

FIG. 41.   FIG. 42 à 47.

importe — se termine en bas par un tenon rectangulaire, qui pénètre dans une excavation de même forme entaillée à la face supérieure soit du quillon (fig. 38 et 44), soit d'un pied; un boulon transversal, carré, à tête d'un côté, à écrou de l'autre, fixe ces deux parties l'une sur l'autre. Il suffit de déboulonner le quillon pour le remplacer par le pied, ou réciproquement.

Si la tige jambière descend jusque dans le talon, le pied est monté fixe (fig. 43 et 45); il est facile, en la coupant plus haut, de monter sous elle un pied mobile (fig. 40).

Le montage du mollet de parade autour de la tige jambière s'explique par les figures 43 et 45.

IV. — La marche avec flexion du genou.

A. — **Type de construction**. — Le type le plus ancien, qui nous servira à étudier les conditions générales de l'équilibre, est celui de Marcks, avec pied fixe, taillé dans le même morceau de bois que la jambe : l'articulation du pied — dont nous indiquerons plus loin quelques types — ne change rien à la question.

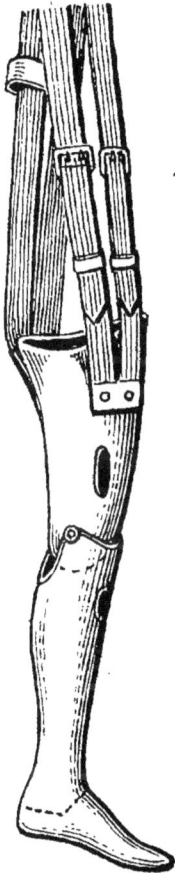

L'appareil est tout entier en bois ; il est solide et léger.

Rien à ajouter sur l'adaptation et la suspension du cuissard, qui se termine en bas par une courbe en forme de condyle (¹) emboîtée par la base du cône jambier. Il est traversé par un axe métallique transversal à chaque bout duquel descend une tige métallique, également rivée dans une rainure correspondante de la partie jambière (²). C'est donc l'axe qui tourne dans le fémur lorsque le genou plie ou s'étend. Cette flexion du genou est libre. L'extension n'atteint pas tout à fait la rectitude (voy. p. 14).

Le pied est en équinisme à 25 ou 30°, de façon que le talon reste à 2 ou 3 centimètres du sol (hauteur habituelle du talon d'une chaussure ordinaire). La pièce de bois qui représente l'empeigne, et qui est continue avec la jambe, s'arrête à peu

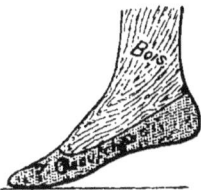

Fig. 48. — La jambe de Marcks à pied fixe.

Fig. 49. — Constitution du pied.

(¹) Le cône et la partie condylienne sont en deux morceaux.

(²) Le tunnel qui traverse l'axe étant en bois tendre (saule ou tilleul), il faut le consolider par un cylindre en métal, en cuir, ou en bois plus dur (hêtre ou cormier), dans lequel tournera l'axe.

près à mi-longueur du métatarse et à mi-hauteur du pied : le reste du pied est un moule de caoutchouc, collé sous l'empeigne ; bois et caoutchouc sont entourés d'une gaine de cuir.

Le pied doit avoir, en outre, une légère rotation en dehors, comme dans la station debout normale.

Pour *vérifier l'équilibre général de l'appareil*, on tend une ficelle contre la face interne de l'appareil de façon qu'elle passe à la fois par l'axe tibio-tarsien et par l'axe du genou ; si elle coupe la loge ischiatique en son milieu, l'équilibre du sujet est assuré. L'équilibre sera encore meilleur si la corde passe en arrière de la loge ischiatique, laissant en avant d'elle la plus grande partie du cuissard. Le meilleur procédé pour vérifier le montage du pied consiste à fléchir le genou à angle droit, puis, plaçant l'appareil devant soi en le tenant par le cuissard, on se rend compte si la direction du pied dévie bien en dehors.

Nous ne reviendrons pas sur la forme du cuissard (p. 15).

L'axe métallique qui traverse le cuissard ne doit avoir aucun jeu ; le trou qui le reçoit doit être doublé de bois dur ou de cuir.

La semelle de caoutchouc doit être renforcée par quelques épaisseurs de toile incorporées au caoutchouc, car celui-ci non renforcé par la toile change de constitution et se crevasse.

Il faut, en outre, *vérifier l'appareil après son application*. On repère les épines iliaques : l'épine correspondant au côté amputé doit être abaissée d'au moins 2 centimètres.

Examinez la position de la pointe du pied. Faites asseoir le sujet, vérifiez si les genoux sont sur un même plan horizontal : si le genou sain est plus élevé, c'est que la jambière est trop courte. Le pied étant monté en équinisme, il importe que le sujet soit chaussé avant de pratiquer cet examen.

B. — **Mécanisme de la marche.** — Comme avec un membre naturel, la fin de la période d'appui s'exécute sur la pointe du pied en équinisme, talon détaché du sol et genou en rectitude. A ce moment a lieu le soulèvement du membre par flexion de la hanche : mais la flexion active du genou est impossible, et elle se fait, par le poids de la jambe, passivement, à mesure que le cuissard est soulevé.

Il faut, après cela, que de la verticale, la jambe passe à une position oblique en bas et en avant, c'est-à-dire arrive à se mettre dans le prolongement du cuissard *pour que le genou soit en extension au moment du nouvel appui du pied sur le sol*. S'il est en flexion, comme celle-ci est libre, le membre se dérobera sous le corps.

Le premier contact du membre avec le sol doit se faire par le talon et, comme nous venons de le dire, membre déjà en extension. Et il faut qu'ensuite, à mesure que le membre, oblique d'abord en bas et en avant, se rapproche de la position verticale où il sera quand il servira à l'appui unilatéral, l'extension passivement complète et bloquée le transforme en une tige rigide et solide.

C'est ce que l'on obtient, comme nous l'expliquons page 44, par le montage du pied en équinisme et nous avons à exposer ici les mécanismes par lesquels on peut communiquer à la jambe le commencement d'extension qui va lui permettre d'arriver au sol talon le premier.

On peut donner à l'ensemble de ces mécanismes le nom de *rappel à l'extension*. Ils viennent en aide à l'action passive de la pesanteur.

En effet, le rappel à l'extension se fait, en partie, par oscillation pendulaire de la jambe qui, d'abord oblique en bas et en arrière, arrivera à être oblique en bas et en avant. Mais c'est un mouvement lent (le pendule qui bat la seconde a 1 mètre de long) et incomplet. Le sujet peut le compléter, avec un peu d'éducation, en imprimant à la cuisse, dès que le pied touche le sol, un mouvement d'extension.

Cela peut suffire si le moignon est long : le levier est puissant et, pendant le temps de flexion de la hanche, il peut imprimer au cuissard une impulsion qui donne une lancée au mouvement pendulaire de la jambe.

Mais avec un moignon court, des mécanismes spéciaux sont indispensables pour assurer le passage à l'extension rectiligne, sans que le sujet soit forcé de marcher à petits pas et comme à pas comptés, afin d'attendre que l'extension pendulaire de son genou se produise et permette l'appui du pied sur le sol.

C. — **Mécanisme faisant commencer l'extension du genou pendant le temps d'oscillation du membre.** — Il y a pour cela deux systèmes, que généralement on associe :

1° La traction élastique par un muscle artificiel;

2° La bretelle d'extension.

1° *Muscle artificiel.* — L'action d'un muscle artificiel, en caoutchouc (silencieux) ou en ressort à boudin, se comprend sans difficulté.

a) Le procédé le plus simple (celui qui est d'emploi courant pour la paralysie infantile du quadriceps consiste à accrocher une bande élastique (à deux chefs, un de chaque côté de la rotule) entre la face antérieure de la cuisse et celle de la jambe, à mi-hauteur de chacune. (C'est ce qui est représenté figure 98, dans notre appareil à transformation.)

b) Lorsque l'appareil comporte un genou artificiel proprement dit, c'est à l'*intérieur même des cônes fémoral et tibial* que les fabricants disposent ce mécanisme, selon des procédés, parfois fort ingénieux, dont nous représentons quelques-uns pages 35 et suivantes, avec légende explicative.

Pour décrire ces mécanismes que nous pouvons appeler intracondyliens, nous sommes forcé de parler en même temps de la *limitation passive de l'extension*, car, comme on va le voir, elle est associée au rappel d'extension.

La rigidité d'extension quand le membre est vertical est indispensable, avons-nous dit : mais, s'il faut qu'à ce moment elle soit *complète*, il faut aussi qu'elle ne puisse pas être forcée en *genu recurvatum*, ce qui fatiguerait très vite la jointure et mettrait l'appareil hors d'usage.

Cet arrêt de l'extension peut être obtenu tout simplement par la tension d'une corde poplitée (voy. p. 36, le genou de Marcks); ou bien par l'élévation du bord antérieur de la jambière au-devant du cuissard contre lequel il vient buter.

Ce procédé est médiocre parce qu'il est bruyant. D'autre part, le choc répété de la jambière est susceptible d'y provoquer des fissures dans le bois : si donc on veut adopter ce mécanisme, il faut renforcer la butée par un contre-placage avec plusieurs lames de parchemin.

Nous commencerons par représenter un mécanisme dont on verra page 43 l'association au rappel d'extension par bretelles.

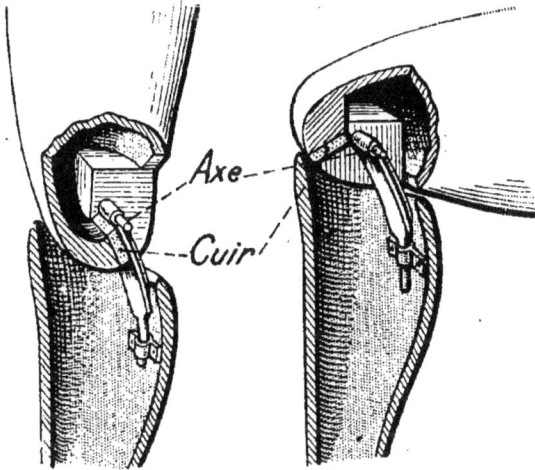

Fig. 50 et 51. — Mécanisme intérieur pour limiter l'extension passive du genou.

α. Pour *limiter l'extension du genou*, il suffit de prolonger le diamètre antéro-postérieur de l'axe (qui tourne avec la jambe) par une ailette horizontale qui vient buter de bas en haut contre une entaille correspondante du condyle fémoral. Nous montrons ici (fig. 50 et 51) un mécanisme un peu plus compliqué, quoique simple encore, intéressant en ce qu'il peut se combiner (voy. p. 43) à l'action de la bretelle d'extension.

C'est une pièce métallique courbe sur le plat, terminée en haut par un cylindre creux que traverse l'axe du genou ; en bas, par une queue cylindrique verticale qui s'engage dans un anneau fixé à la partie supérieure du mollet. Pendant la flexion, elle joue dans une fenêtre médiane postérieure des condyles fémoraux, en obliquant en arrière en même temps que sa queue s'enfonce dans l'anneau ; dans l'extension sa queue s'élève sur l'anneau, la face antérieure de son plat vient buter contre une entaille correspondante (garnie de cuir pour le silence) de la pièce fémorale.

Le genou de Marcks (fig. 52 à 57).

Fig. 52 et 53. — O, axe du genou. T, traverse de bois située, dans l'extension, au-dessus de l'axe et lui devenant postérieure

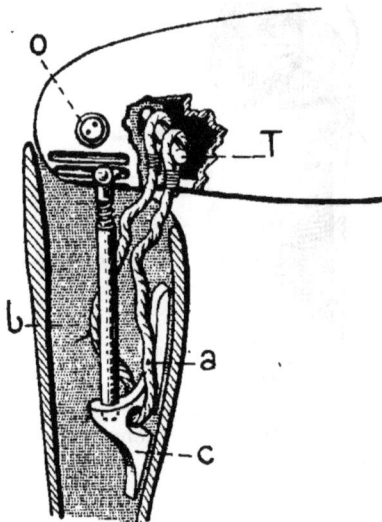

Fig. 52.

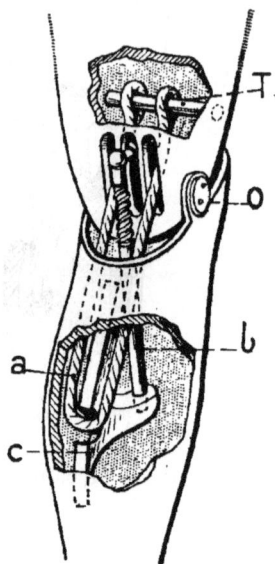

Fig. 53.

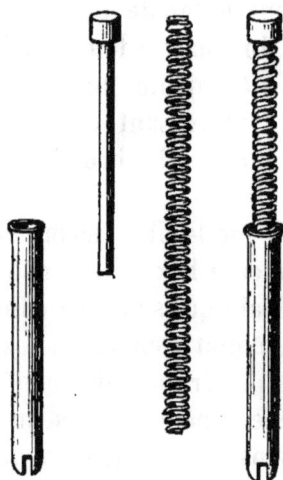

Fig. 54 à 57.

dans la flexion. C, console annexée à face interne du mollet, à mi-hauteur.

Une corde en U, *a*, passe dans la console C et, par ses deux chefs, s'attache à la traverse T : elle limite l'extension. Les deux chefs entrent dans le cuissard par deux fenêtres rectangulaires postérieures entre lesquelles est une boule métallique fixe, saillante de 2 centimètres.

Le *ressort d'extension* est la tige *b* que l'on voit entre cette boule et la face supérieure, excavée, de la console. Les figures 54 à 57 montrent les pièces de ce ressort : un tube, un ressort à boudin, une tige avec tête en cupule. Le ressort étant dans le tube et la tige dans le ressort (fig. 57), on comprend que toute pression sur la tête du bouton mettra le ressort en tension.

β. Dans le *genou de Marcks*, un système intérieur de cordes et de ressorts sert à la fois à limiter l'extension et à faire rappel élastique de l'extension. C'est un système assez simple et très répandu.

1° La *limitation de l'extension* y est assurée par une corde en U dont les deux chefs se fixent sur une traverse de bois (T) insérée dans le cuissard à 3 centimètres au-dessus de l'axe, sortent de ce cuissard par deux fenêtres latérales postérieures et vont s'engager, par le plein de l'anse, dans un anneau à mi-hauteur du mollet.

2° *Le rappel élastique à l'extension* est confié à un ressort à boudin, dont le mécanisme se combine au précédent. La moitié inférieure du ressort est reçue dans un tube de cuivre (doublé de peau de chamois pour le silence); sa moitié supérieure (un peu plus) est enfilée par une tige de bois terminée par une tête encavée en cupule : il est évident (fig. 57) que, si on appuie sur cette tête, on met en tension le ressort raccourci.

La pièce ainsi montée appuie en bas (par un emboîtement à tenon qui permet l'oscillation d'avant en arrière) sur une console annexée, au niveau du mollet, à l'anneau de la corde d'extension. La cupule supérieure est au contact d'une boule qui fait saillie à la face postérieure du cuissard, entre les deux fenêtres de la corde d'extension (fig. 53). Il est évident que, si le cuissard fléchit, le ressort, dont la tête est au-dessus de l'axe du genou, va se trouver comprimé (en même temps que se relâche, par le même motif, la corde d'extension), d'où réaction élastique et rappel d'extension. La boule qui appuie sur le ressort est fixée au cuissard de façon qu'elle soit dans le même plan horizontal que l'axe : c'est-à-dire qu'elle est sur la même verticale que lui dans la flexion à angle droit (fig. 52). Donc, dans cette position, l'action du ressort s'exerce exclusivement selon la verticale, sans aucune tendance à agir soit vers l'extension, soit vers la flexion : c'est-à-dire que le mécanisme est au point mort et que la flexion à angle droit du sujet assis se trouve maintenue sans aucun effort, par action passive exclusivement.

Dans le genou représenté figures 58 et 59 le *rappel d'exten-*

sion est le suivant. Directement en arrière de l'axe est une traverse métallique dans laquelle s'emboîte l'extrémité en

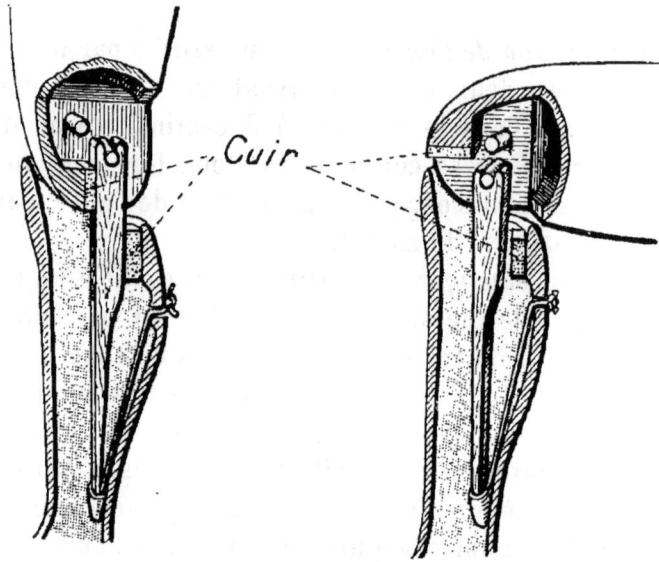

Fig. 58 et 59. — Appareil élastique pour rappel d'extension.

demi-cylindre d'une pièce de bois dont la queue est reçue (comme celle de la lance d'un cavalier) dans une pochette suspendue à la jambière par une bande de caoutchouc (plus ou moins tendue à l'aide d'un lacet qui sort au mollet).

L'appareil étant en légère tension dans la rectitude du genou, il est évident que la traverse, tournant autour de l'axe, s'abaisse quand le genou fléchit, d'où mise en tension du caoutchouc, qui réagit par conséquent contre la flexion; mais lorsque le genou est plié à angle droit, axe, traverse et tige de bois sont sur la même verticale; le mécanisme est au point mort, comme nous venons de le voir pour celui du genou de Marcks, et la traction du caoutchouc abaisse la jambe directement, sans tendance soit à la flexion, soit à l'extension.

Des plaques de cuir amortissent la sonorité des chocs.

L'extension est limitée, comme on le voit en comparant les figures 58 et 59, par butée de la tige verticale contre une pièce de la jambière.

2° *Bretelle d'extension* (¹). — De la bretelle qui, pour suspendre le cuissard, passe sur l'épaule du côté appareillé, on fait partir une sangle qui descend au-devant de ce cuissard et va se fixer au tiers supérieur de la partie jambière.

Lorsque le sujet détache le membre du sol, le poids de l'appareil le fait descendre le long du moignon, d'où tension de la bretelle jambière et par conséquent extension du genou. Par un mouvement d'épaule, les sujets adroits donnent à cette extension un peu d'activité.

Lorsque le membre appuie sur le sol, le poids du corps fait descendre le moignon dans le cône d'emboîtement, ce qui rend du jeu à la bretelle, et par conséquent de la liberté à la flexion du genou.

On trouvera pages 40 à 43 les figures indiquant les principaux dispositifs de cette bretelle d'extension.

Les bretelles, qu'elles aient ou non une sangle d'extension, peuvent être confectionnées de trois manières :

α. Pour adoucir la pression constante sur l'épaule d'une sangle tendue par le poids du membre artificiel, on a fait des bretelles en tissu élastique, comme celles, en somme, d'un pantalon ordinaire. Mais elles portent un membre lourd; donc elles se distendent rapidement et sont difficiles à maintenir en bon état d'assujettissement exact ;

β. L'élongation, naturellement, est moindre si, la bretelle proprement dite n'étant pas élastique, on lui adjoint une lanière élastique sur environ un tiers de sa longueur, en avant et en arrière, à son insertion au cuissard ;

γ. Mais les sujets disent presque tous qu'ils commandent' bien mieux à leur membre avec une bretelle non élastique : si la sangle est large sur l'épaule, la pression est bien supportée et l'on peut rendre l'attache inférieure plus mince en la confiant à une corde de cuir, continue avec la sangle (fig. 64).

(¹) C'est un vieux procédé français, déjà employé dans l'appareil de Fouilloy, qui a trouvé sa pleine application depuis que s'est généralisée la suspension par bretelles des appareils américains.

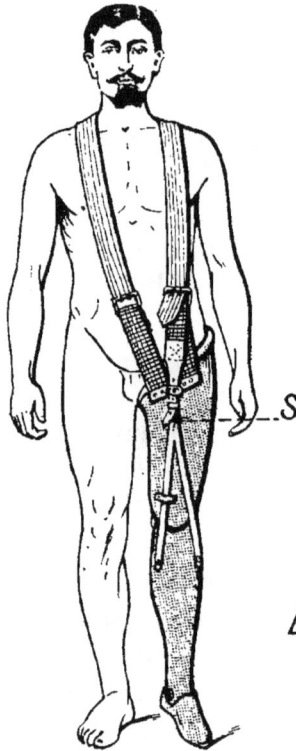

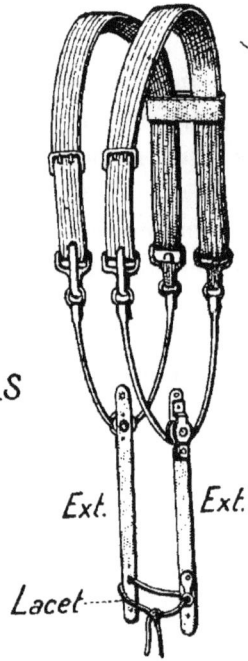

FIG. 60.

FIG. 61.

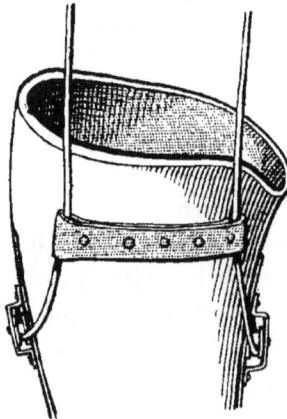

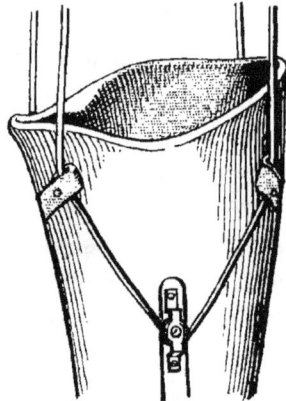

FIG. 62.   FIG. 63.

Fig. 60, la bretelle de Fouilloy; fig. 61 à 65, la bretelle de Marcks.
Fig. 61, forme générale de la bretelle; fig. 62 et 63, son montage sur les
faces latérales du cône; fig. 64 et 65, appareil en place, vu d'ensemble.

*Pour fixer une bretelle d'extension à la face extérieure de
la jambière*, le vieux et simple procédé de Fouilloy consiste
à faire partir de la bretelle qui part sur l'épaule du côté

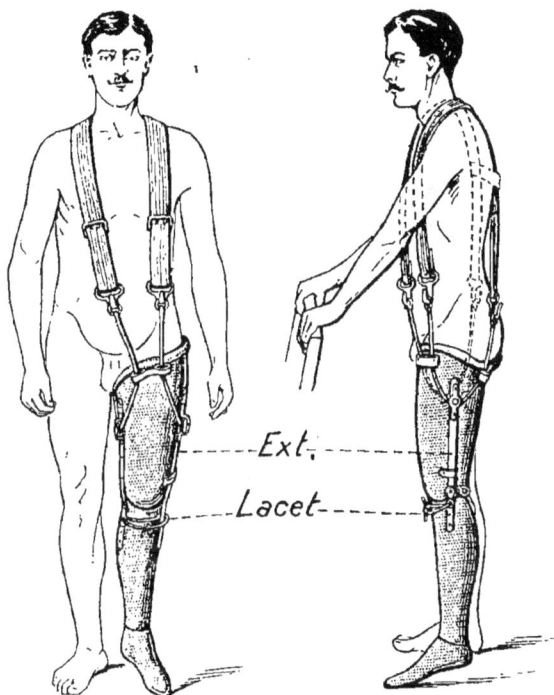

--- *Ext.* ---

--- *Lacet* ---

FIG. 64.   FIG. 65.

amputé (et qui se fixe à la base du cuissard, contre la
deuxième bretelle) une sangle de caoutchouc bientôt bifurquée
en cuir : chacune des branches (maintenue par un passant en
cuir) descend en obliquant sur les côtés de ce qui serait la
rotule et va sur le bord correspondant de la face antérieure de
la jambière, à son tiers supérieur (fig. 60).

Dans le montage de Marcks, les bretelles de suspension
(fig 61) se terminent en bas par des anses de cuir en forme de
corde qui, après réflexion en avant et en arrière dans des
passants de cuir, se fixent au tiers supérieur de la face latérale correspondante du cuissard (fig. 62 à 65).

A chacune de ces anses, glissant sur elles par une poulie,

on annexe une sangle de cuir maintenue en bas du cuissard
par un passant en cuir, qui descend verticalement jusqu'au
bord correspondant de la jambière (tiers supérieur). Ces deux

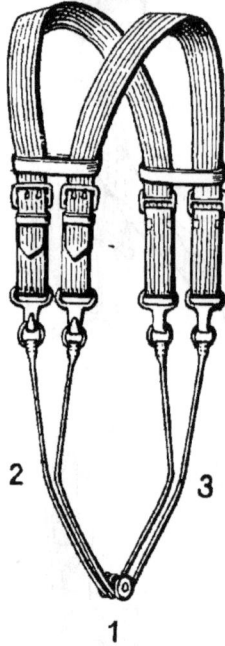
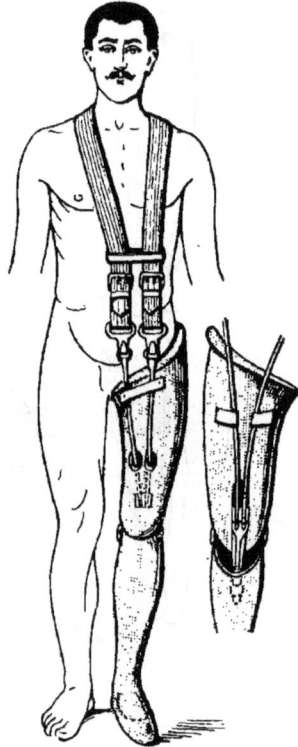

FIG. 66.   FIG. 67 et 68.

sangles sont unies l'une à l'autre, en avant, par un lacet transversal qui les rapproche de la ligne médiane et reporte par
conséquent en avant, en extension, leur axe de traction : plus
le lacet sera serré et plus le rappel d'extension sera marqué.

Au lieu de fixer la bretelle d'extension à la jambière, on
peut la faire passer, sur une poulie de réflexion, à l'intérieur
du genou. C'est en effet le cuissard qui s'abaisse par son poids
pendant le temps d'oscillation et qui par conséquent tend la
bretelle, dont l'action est transmise à la jambe par le mécanisme suivant. La pièce décrite page 35 pour limiter par butée

l'extension du genou pendant le temps d'appui unilatéral de la marche, est métallique et prolongée, en haut et en avant du trou par lequel passe l'axe du genou, en une chape munie de deux poulies de bois (fig. 69). Les anses de corde des bretelles entrent dans le cuissard en avant, chacune par un orifice spécial, se réfléchissent sous la poulie correspondante et ressortent par l'échancrure postérieure (fig. 66 à 68).

Ce mode d'insertion a l'avantage que, dans l'oscillation du membre, le roulement se fait non pas sur l'épaule — qui

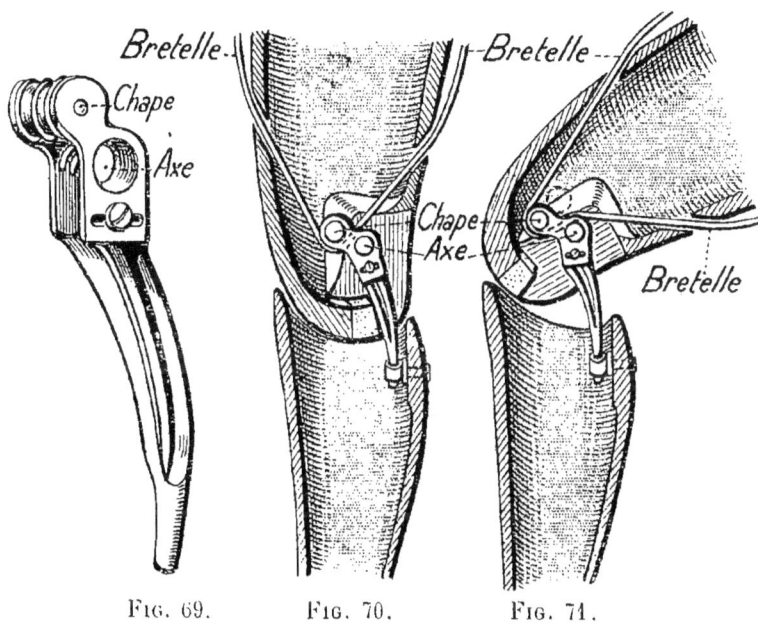

Fig. 69.   Fig. 70.   Fig. 71.

dans la suspension par l'embase est facilement « sciée » — mais sur la poulie fémorale sur laquelle joue l'anse de cuir.

Plus l'insertion sera basse et plus l'épaule sera soulagée, et par là est intéressant le mécanisme décrit ici, où la poulie est dans les condyles fémoraux, mais où le mouvement est transmis à la jambe par une tige métallique dont les figures 69 à 71 font comprendre le mode de construction.

Par mouvement de sonnette autour de l'axe du genou, la queue d'aronde inférieure et la poulie supérieure se déplacent en sens inverse : dans la flexion, la poulie se porte en bas et en avant, la queue d'aronde en haut et en arrière; dans l'extension, le retour a lieu en sens inverse. Donc, lorsque le cuissard s'abaisse par son poids pendant la période d'oscillation, et qu'en même temps le genou plie (fig. 71), la bretelle se tend et fait remonter la chape en haut et en arrière, donc fait basculer la chape en bas et en avant, donc par son intermédiaire imprime à la jambière un mouvement d'extension.

D. — **Mécanisme assurant la rigidité du genou pendant la période d'appui unilatéral.** — Pendant que le membre

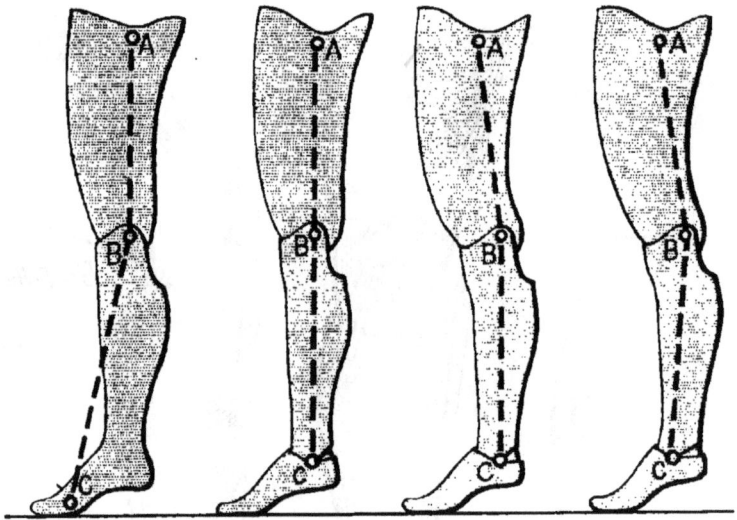

Fig. 72.   Fig. 73.   Fig. 74.   Fig. 75.

Sur la figure 72, le pied est fixe, l'appui se fait à la pointe du pied et une pesée sur l'axe A B, tend à fermer l'angle A B C, c'est-à-dire à mettre le genou en recurvatum, donc à bloquer l'extension. Si le pied est articulé, l'équilibre est le même; les figures 73 à 75 ont pour but de montrer que pour que l'axe A B C ne soit pas vertical (fig. 73) il faut porter l'axe du genou (B) en arrière de la loge périnéale A, et mieux encore porter en même temps en avant l'axe du pied. C.

sain, détaché du sol, se porte en avant, il faut que la solidité en extension du membre artificiel soit parfaite. C'est ce que l'on obtient par le montage du pied en équinisme.

Après avoir oscillé, le membre arrive par le talon au contact du sol; puis, à mesure que le membre se rapproche de la verticale, la plante s'applique sur le sol, à plat, du talon vers la pointe. Si le pied est en équinisme, cet appui n'est possible qu'avec hyperextension du genou, ou tout au moins, pour un appui très court, avec une extension complète. C'est donc le poids du corps qui, la plante du pied étant oblique en bas et en avant, fixe l'extension avec solidité. Il y a même tendance à l'hyperextension et pour éviter que l'appareil ne fatigue en ce sens (comme un genou de vivant qui se met en recurvatum sous l'influence de l'équinisme) nous avons dit qu'il est bon d'opposer en ce sens une résistance passive, soit sous forme, tout simplement, d'une corde tendue dans le creux poplité, soit par la butée, en avant, d'un bec prolongeant la partie jambière.

Cette extension se débloque d'elle-même dès que commence l'élévation sur la pointe du pied, en même temps que se relâche, comme il vient d'être dit, la bretelle d'extension.

E. — **Pied mobile.** — Nous avons pris pour type un appareil à pied fixe. Il existe une série de montages *avec pied mobile*. L'équilibre général et le mécanisme sont ceux que nous venons d'étudier, mais la démarche est plus souple, au prix il est vrai d'articulations assez délicates, donc aux dépens de la rusticité.

Le pied est formé d'une pièce de bois ; à mi-longueur des métatarsiens, il est coupé, et le bout antérieur (qui a la forme des orteils) lui est fixé par deux lames de cuir, une dorsale et une plantaire, entre lesquelles sont deux cylindres de caoutchouc qui impriment à la pièce digitale une extension minima de 15 à 20° et permettent, dans l'appui sur le sol, une extension à 45°.

Ce pied est monté sur la jambe en équinisme à 45° avec cylindre de caoutchouc interposé permettant le redressement à 25 ou 30°, mais pas davantage. Il ne faut pas que la flexion puisse atteindre l'angle droit. En effet, un léger degré d'équinisme définitif est indispensable pour que soit assurée la rigidité du genou en extension, exactement comme avec un pied fixe (Cf. fig. 73, 74, 75 à fig. 72), et comme, à la chaussure, il y a un talon qui oblige toujours à marcher, normalement, en équinisme léger, les deux pieds seront semblables, les légers mouvements du pied artificiel étant compatibles avec un déroulement suffisant de la plante du pied sur le sol (fig. 77 à 86).

Les figures 76 et 76 *bis* représentent le montage le plus simple et
le plus répandu. Le pied est, à sa face supérieure, creusé de deux
loges, une en arrière et une en avant de l'axe tibio-tarsien, dans
lesquelles sont deux cylindres de caoutchouc; le postérieur est à
peu près deux fois plus haut que l'antérieur. Au-dessus d'eux
s'adapte la pièce jambière, terminée en avant par une courte

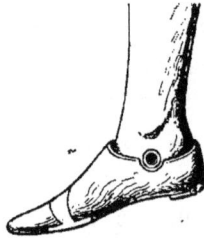 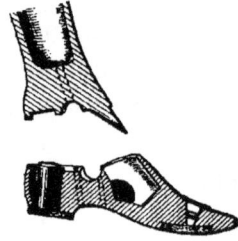

Fɪɢ. 76.   Fɪɢ. 76 *bis*.

empeigne qui s'engage sous la circonférence de la pièce podale.

Le pied est uni à la jambe par un axe constitué de la façon
suivante : un tube d'acier, reçu dans deux demi-cylindres correspondant de la jambe et du pied, est fixé à la jambe par une tige

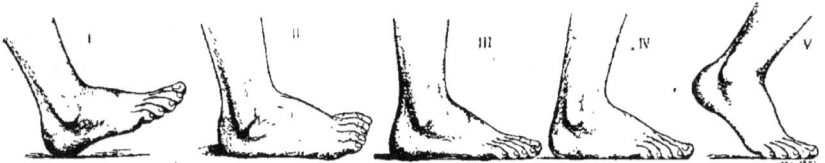

Fɪɢ. 77 à 81.

L'appui du pied sur le sol dans la marche normale, talon d'abord,
puis pointe, avec flexion tibiotarsienne progressive. Comparez à
l'appui du pied artificiel, figures 82 à 86.

verticale qui le prolonge en haut. A l'intérieur tourne une tige
de bronze qui est fixée au pied (fig. 82).

L'élévation de la pointe du pied comprime davantage le caoutchouc antérieur ; son abaissement le détend et met en tension
le postérieur. Mais le serrage et le volume des pièces sont tels
que les caoutchoucs sont, au repos de l'appareil, sous compression légère, pied en équinisme à 30°; ce pied n'est donc jamais
ballant. Ils permettent de relever le pied de 15 à 20°, par appui

sur la pointe, mais par leur réaction passive le remettent à 30°
dès que l'appui cesse.

Lorsque les deux pieds sont chaussés, avec talon de 2 centimètres 1/2, ils sont en même position au moment où la semelle
est à plat sur le sol.

L'avant-pied (pièce représentant les orteils et la moitié antérieure des métatarsiens) est maintenu, dans cette position

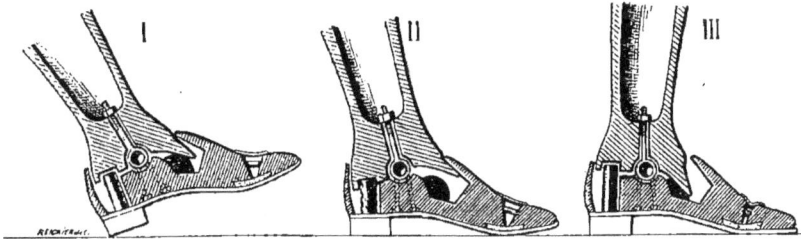

FIG. 82.   FIG. 83.   FIG. 84.

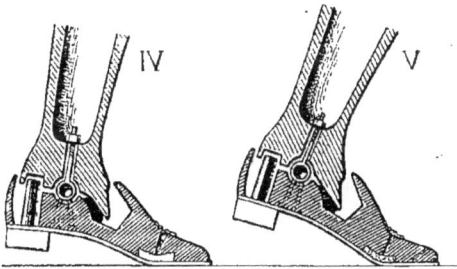

FIG. 85.   FIG. 86.

(fig. 76), en légère extension par un caoutchouc dont la compression permet 15 à 20° de relèvement.

Au début de l'appui, le pied prend contact avec le sol par le
talon, jambe oblique en bas et en avant, puis il s'abaisse pour se
mettre à plat, jambe encore un peu oblique dans le même sens
à cause de l'équinisme. Dans le premier de ces temps (fig. 82),
les caoutchoucs sont à leur compression de montage, de repos ;
dans le second (fig. 83) la compression affaisse le postérieur,
tandis que l'antérieur est dégagé. Mais quand, plante toujours à
plat sur le sol, la jambe est verticale, la compression diminue en
arrière et augmente en avant (fig. 84) ; elle reste la même pendant la fin de l'appui tandis que le talon s'élève et que le poids se
porte sur les orteils, qui se mettent en extension (fig. 85 et 86).

Ce montage sur cylindres en caoutchouc est le plus simple. Un autre système, bon, mais plus délicat, est représenté sur les figures 87 et 88. Dans le cône jambier, au-dessous du moignon, sont deux traverses de bois, en croix ; la transversale, placée en dessous, donne appui à l'antéro-postérieure et augmente par

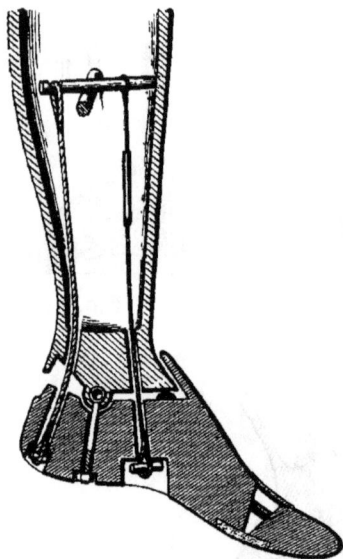

FIG. 87.

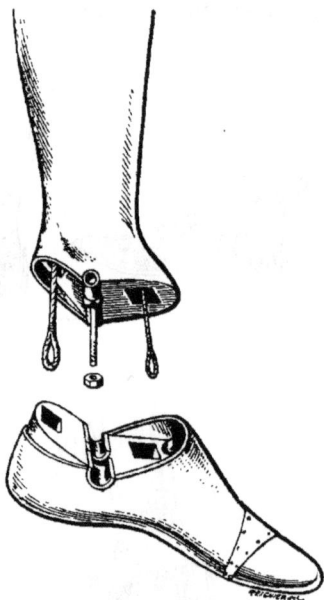

FIG. 88.

conséquent sa résistance à la traction que vont lui imprimer deux cordes qui s'y fixent.

La forme des pièces de bois se comprend en regardant les figures et n'a pas besoin d'autre description. L'axe tibio-tarsien est le même que dans le pied précédent.

De la traverse antéro-postérieure descendent deux cordes qui perforent le pied et s'y fixent à la plante, l'une au talon, l'autre à hauteur, à peu près, de l'articulation médio-tarsienne. La postérieure est inextensible et met obstacle au redressement complet de l'équinisme. L'antérieure, interrompue par une bande élastique, empêche la chute du pied pendant la période oscillante ; un petit cylindre de caoutchouc, placé en avant d'elle sous l'empeigne jambière, permet, par sa compression, le redressement partiel de l'équinisme comme il est dit plus haut, pendant l'appui de la semelle à plat sur le sol.

Certains mécanismes donnent au pied un peu de *mobilité latérale*, par rotation autour d'un axe antéro-postérieur, en sorte qu'il peut s'adapter aux inégalités du terrain. Nous reproduisons ici le « pied Duplex », fort ingénieux, mais qui a l'inconvénient de grincer au bout de quelque temps. L'adaptation tibio-tarsienne se fait comme dans les cas précédents (dans l'espèce, c'est un pied monté avec cordes), mais la pièce podale est coupée à peu près comme pour une amputation sous-astragalienne : la

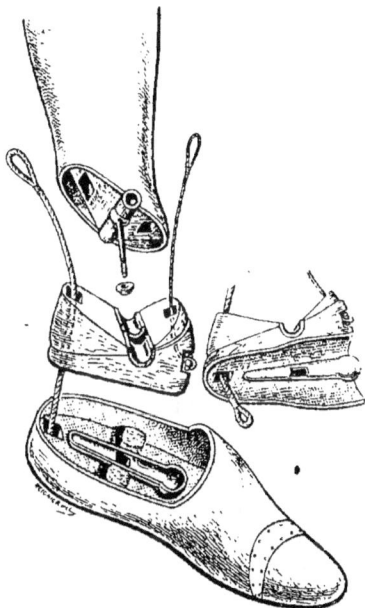

Fig. 89. — Le pied Duplex.

face inférieure de la pièce astragalienne présente une saillie cylindro-conique, à tête renflée en avant, médiane et antéro-postérieure, qui repose dans une rainure semblable de la pièce calcanéenne ; sur les côtés du cylindre sont de petites billes de caoutchouc qui sont alternativement comprimées et relâchées lorsque le pied s'incline d'un côté ou de l'autre.

Association des articulations du genou et du pied. Cette association, fort ingénieuse, mais qui a le défaut d'exiger un mécanisme assez complexe, a été imaginée par Palmer dès 1850. Elle est réalisée par l'appareil de Frees, dont on reconnaîtra à première vue l'analogie avec le montage de pied articulé représenté page 48, figures 87 et 88.

Au-dessus de l'axe du genou, et perpendiculairement à lui, repose un cylindre de bois où se fixent trois cordes, deux en arrière de l'axe, une en avant, qui sortent par une fenêtre médiane et inférieure du cuissard (fig. 90 à 92).

La plus postérieure de ces cordes, en chanvre, s'arrête à l'intérieur du cône jambier, au tiers supérieur ; elle limite l'extension, ainsi qu'il est dit page 36 à propos de l'appareil de Marcks.

Les deux autres cordes descendent jusqu'au pied, qui est monté à peu près comme celui de la page 48, mais avec un seul cylindre de caoutchouc, en arrière, et avec section oblique de l'empeigne jambière, en sorte que dans la position normale d'équinisme, au repos, l'articulation bâille en avant de 15 à 20°. La corde postérieure, en chanvre, se fixe au talon, l'antérieure, en boyau avec segment intermédiaire de caoutchouc, oblique dans le pied pour se fixer un peu en avant du milieu de la plante.

Lorsque le genou fléchit, la traverse supérieure bascule, son extrémité postérieure s'abaisse, son extrémité antérieure s'élève (fig. 91 et 92); en s'élevant elle tend le caoutchouc qui lui est relié, ce qui amène le redressement du pied, puisque, d'autre part, la corde qui maintient le talon élevé se trouve relâchée par abaissement de l'extrémité postérieure de la tige. Donc, le mécanisme qui produit l'extension du genou agit en même temps sur le pied: le pied, qui est en extension de 20° lorsque le genou est droit, se met à angle droit lorsque le genou fléchit. Le pied fléchit en même temps que le genou, comme dans la marche normale.

Si l'on examine le sujet en marche, on voit qu'en période oscillante, au moment du passage de la verticale, la pointe du pied est moins abaissée et le passage du membre se trouve facilité.

En position assise, la corde antérieure ne tombe pas verticalement, le genou tend constamment à se redresser par son action, il n'y a pas, ici, de point mort, ce qui est un léger inconvénient.

Transformations entre le pilon articulé et la jambe à genou libre. — Quoi qu'on en pense parfois, la jambe à genou libre n'est bonne, à notre sens, que pour les hommes de bureau;

elle ne convient pas aux ouvriers manuels, aux campagnards

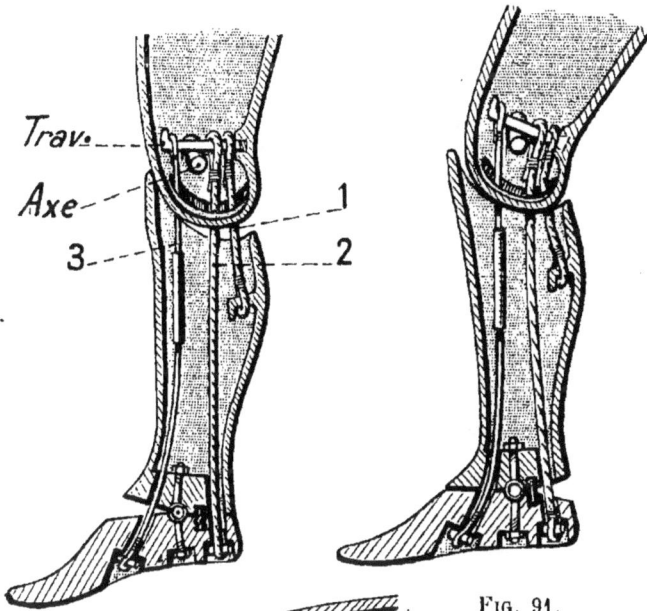

Fɪɢ. 90.

Fɪɢ. 91.

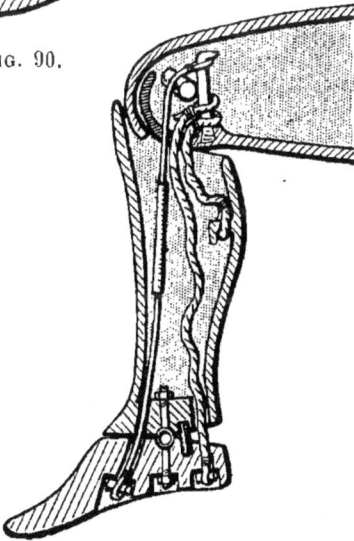

Fɪɢ. 92. — (Fig. 90 à 92. Pied et genou de Frees.)

surtout, obligés de marcher sur un sol inégal. Aussi n'est-il
pas rare qu'un mutilé, pourvu d'une « jambe américaine »,

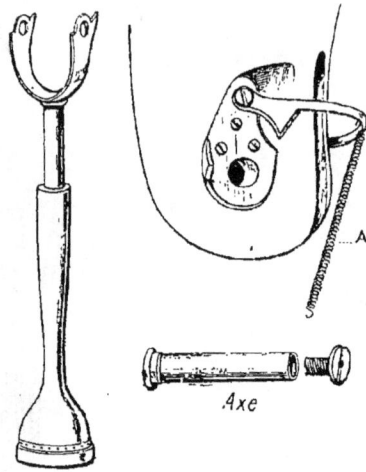

Fig. 93 à 95.

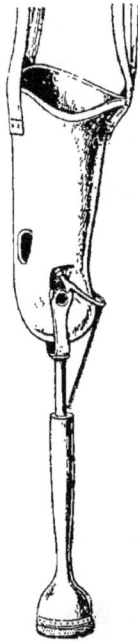

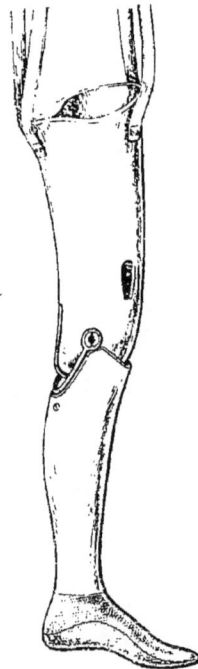

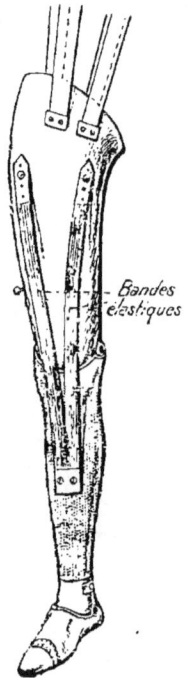

Fig. 96.   Fig. 97.   Fig. 98.

vienne demander un pilon. Sur les figures 93 à 95, on voit
que la transformation en pilon articulé est facile : il n'y a qu'à
monter sur l'axe du genou la fourche du pilon et à adapter au
cuissard le double verrou. A ce pilon sont ajoutés, quand on
veut, le mollet et le pied de parade décrits page 30. On remet,
à volonté, la jambe américaine.

D'autre part, quand on a un pilon articulé en bois, celui
que nous avons décrit sous le nom de « jambe fédération », il
est très facile de l'adapter à la marche avec genou libre. Il
suffit, pour cela, le verrou étant débloqué, d'adapter en avant
un muscle artificiel, en caoutchouc, tel qu'il est représenté
figure 98. Cela assure le rappel d'extension dont nous avons
montré page 33 l'utilité et il est très simple d'y ajouter une bretelle d'extension, comme il est dit page 39. Nous croyons que cet
appareil est excellent et nous connaissons des mutilés qui,
marchant sur pilon presque toujours, rendent au genou sa
liberté pour de petites courses. La transformation est aisée et
n'exige pas de soins spéciaux. Dans ces conditions, le pied est
presque toujours fixe : rien n'empêche de monter un pied
articulé, mais nous avons vu que la différence n'est pas grande,
pour la marche, entre le pied fixe de l'ancien appareil de
Marcks et les pieds mobiles, plus ou moins compliqués, que
l'on a imaginés depuis.

§ 2. — *Appareils sans appui ischiatique.*

*Amputation intracondylienne du fémur, et amputations
similaires (désarticulation du genou ; jambe très haut).*

Certains orthopédistes ne savent pas appareiller une amputation intracondylienne du fémur, d'où ils concluent que c'est
une mauvaise opération, à remplacer en principe par l'amputation franchement sus-condylienne.

A l'amputation intracondylienne ils reprochent :

1° D'être impossible à emboîter dans un cône de bois,
puisque le moignon osseux se renfle en battant de cloche.

2° De ne pas laisser la hauteur voulue pour intercaler une

articulation située sur le même plan horizontal que celle du côté opposé.

Ces deux objections ne sont pas valables, et, par contre, cette amputation permet l'appareillage à appui direct exclusif, ce qui est un grand avantage.

1° *Emboîtement*. — La première difficulté est facile à résoudre : il suffit d'ouvrir en tranchée la moitié antérieure et inférieure du cône, avec une lame de cuir lacée dans ce rectangle : le moignon s'y enfile par la base, ressort en avant par la fenêtre et se rabat en arrière sur la partie élargie où il va appuyer directement, comme nous le dirons (fig. 99).

2° *Situation trop basse de l'articulation*. — Il est certain que, si le moignon descend très bas, cela est incompatible avec un genou monté sur axe transversal total, à hauteur de l'interligne du genou opposé. Il faudrait allonger le cuissard pour faire place, au-dessous du cône d'emboîtement, à l'axe traversant.

Cette disposition gêne peu pour la marche, mais elle est disgracieuse sur le sujet assis, car on voit alors la différence de longueur des cuisses.

Il est facile de tourner la difficulté en articulant la jambe en fourche par deux charnières latérales indépendantes, sans axe traversant, avec double verrou si on adopte le pilon articulé. Ce montage, nous l'avons dit plus haut, est moins solide : mais cela est largement compensé par la possibilité de l'appui direct exclusif.

3° *Appui direct exclusif et suspension*. — Si le moignon est bien matelassé, par un bon lambeau antérieur ; si l'on modèle bien sur lui, avec feutre intermédiaire, la surface d'appui du cône d'emboîtement, on peut faire marcher cet amputé par appui direct seul, sans faire remonter jusque vers l'ischion le cône d'emboîtement, simplement suspendu à l'aide de bretelles.

4° Rien de spécial sur les bretelles de suspension et pour la sangle d'extension s'il s'agit d'un genou libre. Rien non plus pour le montage du pied.

Ces appareils pour moignon très long n'ont pas besoin de

systèmes élastiques pour rappel d'extension; un muscle artificiel antérieur est d'ailleurs très facile à adapter.

Nous avons pris pour type *l'amputation intracondylienne de
la cuisse.*

Le matelassage est excellent et l'appui a lieu sur des tissus

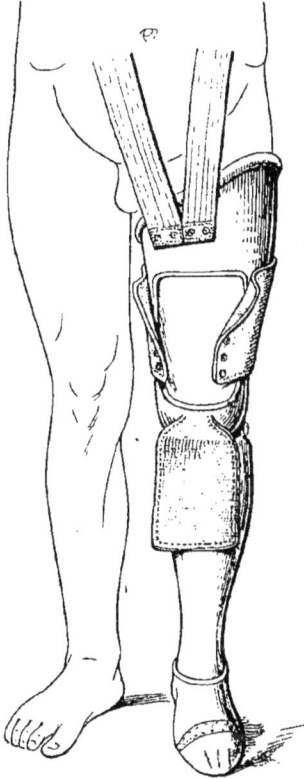

Fig. 99. — Appareil à appui terminal pour amputation intra-condy-
lienne. Fenêtre permettant l'introduction du moignon, élargi en
battant de cloche.

anatomiquement disposés pour supporter les pressions (peau
épaisse, parties fibreuses prérotuliennes) si l'on a pu conserver la rotule dans le lambeau et la fixer sous la tranche
fémorale (*amputation dite de Gritti*).

Les conditions mécaniques de prothèse sont semblables pour
la *désarticulation du genou*. Mais cette opération nous semble
en principe inférieure à l'amputation intracondylienne. Le

sacrifice de trois centimètres de longueur n'a, pour la prothèse à appui direct, aucune importance ; et, par contre, la désarticulation proprement dite à pour inconvénients :

1° L'élargissement, sans avantage compensateur, des condyles fémoraux ;

2° L'appui sur deux condyles séparés par une échancrure ;

3° Le matelassage insuffisant de ces condyles par la mince peau antérieure de la jambe.

L'appareillage est en principe le même pour les *amputations de jambe où l'on est forcé de faire marcher l'amputé sur le genou fléchi* (brièveté trop grande du moignon ; disposition de certaines cicatrices ; ostéite persistante ; impossibilité de redresser le genou ankylosé ou raidi en flexion), comme sur l'ancien « pilon du pauvre ».

Une sangle transversale postérieure, passant sur le crochet que fait le moignon fléchi, facilite alors la fixation de l'appareil.

CHAPITRE IV

APPAREIL POUR DÉSARTICULATION DE LA HANCHE

On a fait des essais, jusqu'à présent médiocres, pour suspendre au bassin, avec une ceinture et des bretelles, un membre en bois avec une base supérieure emboîtant l'ischion.

A notre sens, le seul système actuellement pratique est d'emboîter à la fois le moignon et le bassin dans un véritable corset, analogue au corset bas à la mode dans la toilette féminine ; et à ce corset on adapte le membre artificiel.

Il faut donc qu'autour du moignon, où l'ischion est le seul point d'appui, le moulage soit tout à fait exact.

Cela peut se faire en cuir, mais jusqu'à nouvel ordre le matériel de choix, malgré l'inconvénient signalé page 5, est le celluloïd, par contre-moulage sur un moule en plâtre.

Le membre est un pilon articulé, avec genou transformable, à double verrou, exactement comme pour un appareil d'amputation de cuisse.

Il est suspendu au bassin, comme cela est représenté figures 100 et 101, par une articulation à double verrou antérieur qui permet au sujet de s'asseoir en fléchissant la hanche.

Nous pensons que pour cet appareillage, fort rare, il suffit de ces quelques lignes générales et de l'examen des figures 100

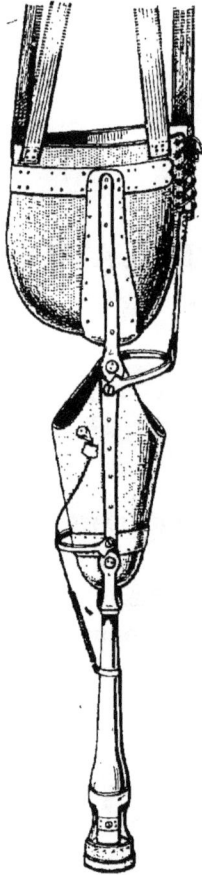 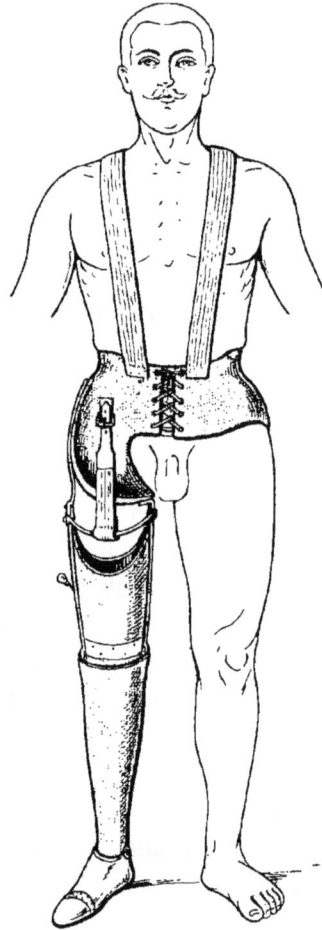

Fig. 100.   Fig. 101.

et 101 par lesquelles nous montrons la réalisation, toujours difficile, qui nous paraît la meilleure.

L'appareillage n'est possible en de bonnes conditions que si la cicatrice est franchement en avant et au-dessus de l'ischion, bien matelassé.

CHAPITRE V

APPAREILS A GENOU LIBRE
POUR AMPUTATION DE JAMBE

Lorsqu'un moignon de jambe a dix centimètres de long ; lorsque le genou, souple, peut être amené activement à la rectitude presque complète ; lorsque les cicatrices ne sont pas adhérentes sous les plateaux tibiaux, il faut adopter l'appareillage américain, avec *genou libre*.

La *marche sur le genou* (comme il est dit p. 56), avec le « pilon du pauvre » convient à la prothèse provisoire : mais en recommandant au sujet de donner au genou d'assez fréquents repos, pour éviter la raideur en flexion.

Il y a deux modes d'appareillage, à mettre en parallèle avec ceux que nous avons décrits pour la cuisse, pour :

1° Les amputations ordinaires, avec appui à la racine de la jambe ;

2° Les amputations très basses, à appui exclusif sur l'extrémité du moignon.

§ 1. — *Appareils avec appui sous le plateau tibial.*

Un appareil pour amputation de jambe, avec genou libre, se compose de deux parties : une jambière (avec pied) qui se moule sous les saillies osseuses à la base du moignon et leur donne appui ; un appareil de suspension, qui est un cuissard lacé.

A. — **Cône d'emboîtement.** — Les *points d'appui* sur lesquels doit être moulée la *base du cône* sont le plateau interne et la tubérosité antérieure du tibia, la tête du péroné.

Il faut donc y évider des loges correspondantes.

L'appui sur la tête du péroné est parfois douloureux et l'on

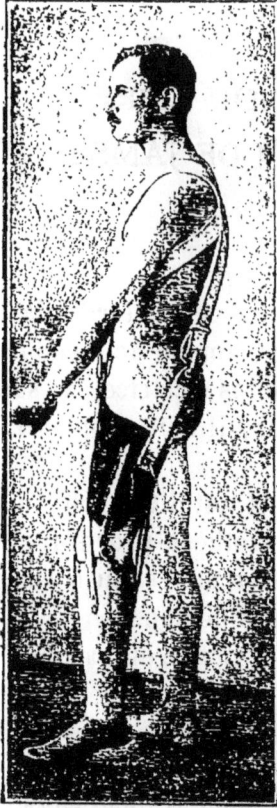 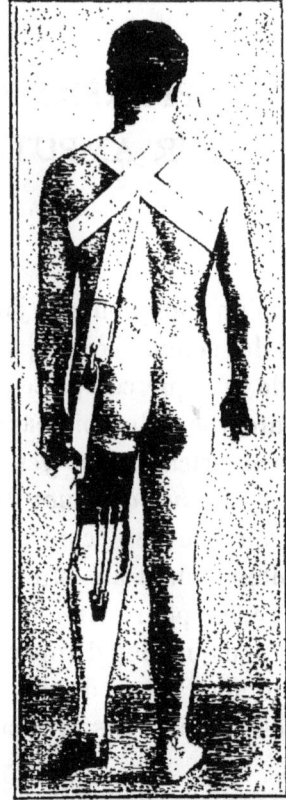

Fig. 102.   Fig. 103.

Fig. 102. — Le sujet muni de l'appareil. On voit qu'il porte sur la pointe du pied et que le genou est fléchi.

Fig. 103. — Même appareil. Aspect postérieur.

est amené à évider fortement la loge qui la contient. L'appui se fait alors sur le plateau externe du tibia qui, dans les cas ordinaires, porte peu.

Toutes les fois que c'est possible, il faut ajouter à cela, pour soulagement, *l'appui direct du bout du moignon* réalisé comme il est dit page 8. Cela nécessite une cicatrice latérale et un bon matelassage par lambeau postérieur, ou externe (au tiers supérieur de la jambe). Le lambeau antérieur est beaucoup moins bon.

Il faut en outre :

Une section oblique abattant la face interne et la crête du tibia ;

Une section du péroné au-dessus de celle du tibia. Il ne faut pas que le péroné, trop étroit pour cela, vienne à l'appui. Dans les amputations hautes, il a tendance à obliquer en dehors, d'où le double inconvénient d'élargir le moignon, ce qui gêne l'emboîtement, et de pointer sous la peau : s'il n'en reste que 4 ou 5 centimètres, le mieux serait peut-être de le désarticuler et de l'extraire.

Avec un appareillage ainsi conçu, nous croyons que l'on peut assurer le bénéfice de la marche avec genou libre à des amputés dont le moignon ne mesure que 10 centimètres au-dessous de la pointe de la rotule.

Ces principes peuvent être réalisés par une construction, soit en cuir, soit en bois.

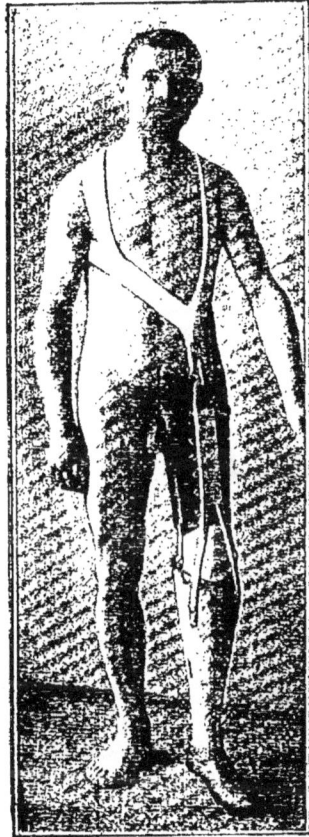

Fɪɢ. 104.
Même appareil. Sujet
vu d'avant.

L'appareil en cuir (appareil français) est formé d'un cylindre de cuir soutenu par deux tiges métalliques latérales qui s'articulent, à hauteur du genou, avec deux tiges semblables du cuissard de suspension. Son contour supérieur peut être soutenu en avant par une lame métallique ; mais celle-ci, en réalité, ne peut pas épouser avec précision les saillies osseuses énumérées ci-dessus ; c'est, en réalité, le rebord de cuir, ajusté par un lacet, qui donne appui au renflement tibial supérieur; c'est dire qu'il se déformera vite.

Aussi, l'appareil pour amputation de jambe est-il celui où s'affirme le plus la supériorité de la *fabrication américaine, à cône de bois*.

Ces appareils sont infiniment plus résistants que les appa-

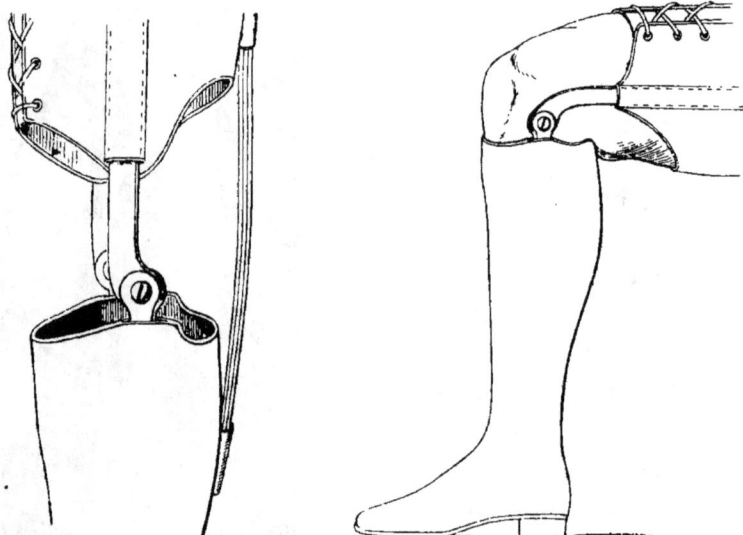

FIG. 105 et 106. — Appareil dont la base jambière est presque horizontale; dans la station assise (fig. 106) les chairs postérieures de la cuisse se coincent, même si le cuissard est très échancré.

reils français. Ils peuvent durer trois ans, alors que l'appareil français porté par un sujet jeune et actif est bien fatigué dès la fin de la première année, et c'était le motif pour lequel l'appareillage avec genou libre était considéré comme un luxe (¹).

(¹) C'est pour cela que l'amputation à quatre doigts au-dessous du genou était dite, pour la classe ouvrière, « au lieu d'élection », terminologie qui aujourd'hui n'a plus de raison d'être et même risque de donner à l'opérateur une idée fausse.

Ce cône de bois est très exactement moulé sur les saillies osseuses, et si l'on y passe la main à l'intérieur, on doit y sentir avec netteté les trois loges correspondant aux points d'appui énumérés plus haut.

La forme du *bord supérieur du cône d'emboîtement* est importante à décrire, pour parer à deux inconvénients pendant la flexion :

1° Le pincement des chairs postérieures ;

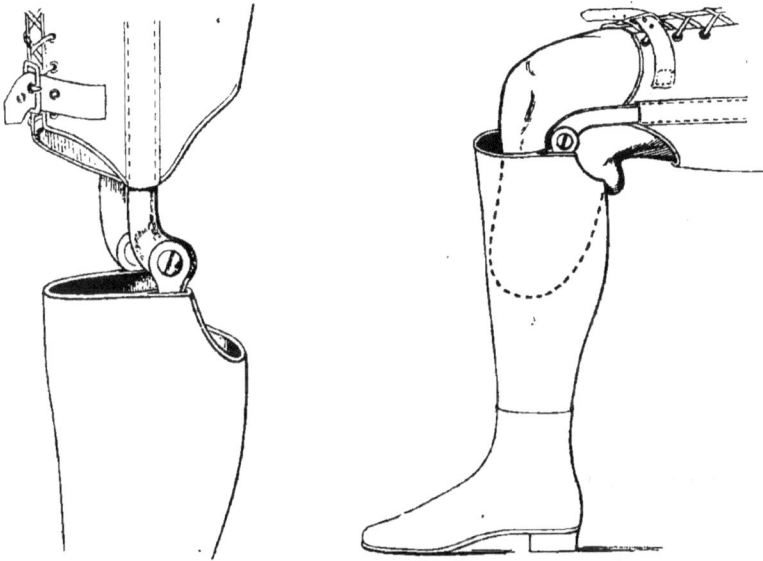

Fig. 107 et 108. — Si on échancre trop la jambière en arrière le moignon oblique en avant (fig. 108), le genou quitte le contact du cône, et les chairs postérieures de la jambe se coincent.

2° La tendance du moignon, quand il n'est pas très long, à obliquer en avant dans le cône (fig. 108).

Le *pincement des chairs postérieures* de la cuisse se fait,— dans la flexion, entre le bord de la jambière et celui du cuissard. Il est inévitable, si le bord du cône jambier est horizontal, même si le cuissard est échancré en arrière (fig. 106).

On l'évite en échancrant ces deux bords en deux concavités qui se regardent.

Dans les appareils français, en cuir, on a coutume de faire

remonter la jambière très haut en avant, jusqu'à mi-rotule, ce qui est tout à fait inutile, et on échancre le bord postérieur jusqu'à deux doigts au-dessous de l'interligne. Le pincement

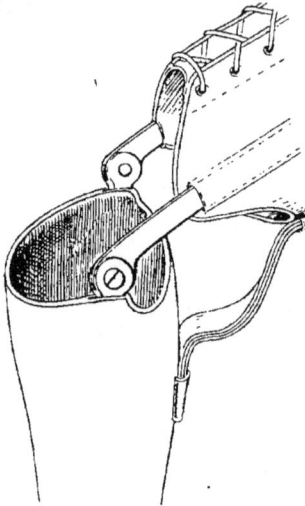

est ainsi évité, mais l'appui postérieur est insuffisant et *le moignon oblique en avant* comme il vient d'être dit et l'appareil bâille en avant (fig. 108).

Si la base du cône est horizontale — comme dans certains appareils américains — il y a, nous le répétons, pincement des chairs postérieures, et compression des vaisseaux et nerfs poplités (fig. 106).

Il faut donc une échancrure, mais il suffit de la faire descendre à un doigt au-dessous de l'interligne ; en avant, le rebord monte

Fig. 109.

au niveau de l'interligne, ce qui est très suffisant pour bien emboîter les saillies osseuses (fig. 109). On combine cette échancrure légère de la jambière à une échancrure du cuissard calculée d'après l'épaisseur des parties molles poplitées.

Pour diminuer encore la tendance du moignon à obliquer en avant, on aplatit la demi-circonférence postérieure du cône, dont la base prend ainsi

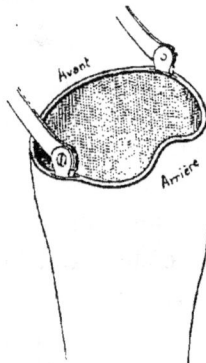
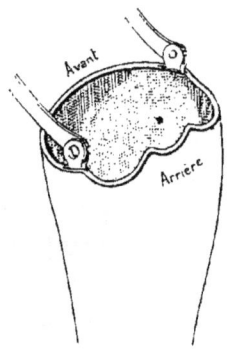

Fig. 110.　　　　　Fig. 111.

(ce qui est d'ailleurs la forme normale de la section du haut du mollet) la forme d'un triangle curviligne à angles très arrondis (angle obtus en avant, à la tubérosité antérieure du tibia). Cela aplatit les chairs postérieures qui ne tendent plus à sortir du cône pendant la flexion. Nous donnons figures 110 et 111 deux modèles d'échancrure de ce bord postérieur ainsi aplati.

B. — **Appareil de suspension**. — La jambe est suspendue : *a*, par un *cuissard* supporté par les condyles fémoraux; *b*, par des *bretelles*, supportées par les épaules.

a) Le cuissard est fait de cuir, lacé en avant. Deux attelles métalliques latérales, fortement cintrées à la partie supérieure

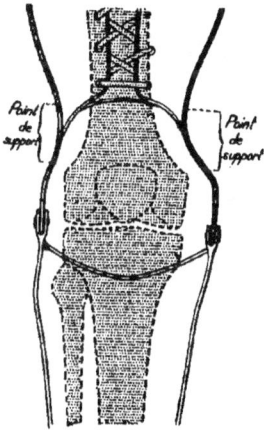

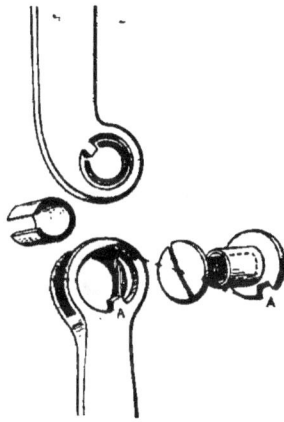

Fig. 112.   Fig. 113.

Fig. 112. — Les attelles fémorales cintrées au-dessus des condyles fixent très solidement l'appareil.
Fig. 113. — Détail de l'articulation du genou.

des condyles (fig. 112), forment la partie la plus effective du point de support. Elles s'articulent, dans le bas, avec deux montants métalliques semblables, fixés à la base de la jambe. Cette articulation (fig. 113) est formée d'un écrou A, pénétré par une vis; autour de l'écrou, se trouve fixée une bague de cuivre qui est solidaire, grâce à un cran d'arrêt, de l'attelle fémorale; c'est elle qui s'use lorsque l'appareil exécute ses mouvements de flexion-extension; les attelles restent intactes; il suffit de remplacer la rondelle si l'appareil prend du jeu.

b) Les bretelles sont un adjuvant très utile que les orthopé-

distes français devraient utiliser systématiquement. Elles aug-
mentent la fixation de l'appareil et elles permettent de serrer
moins le cuissard, ce qui facilite la contraction des muscles de
la cuisse.

On peut faire prendre appui à une sangle de suspension sur

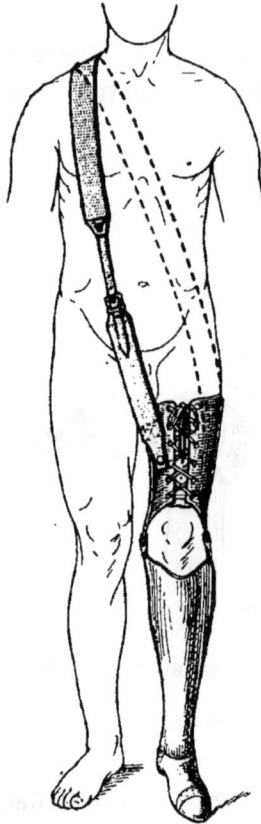 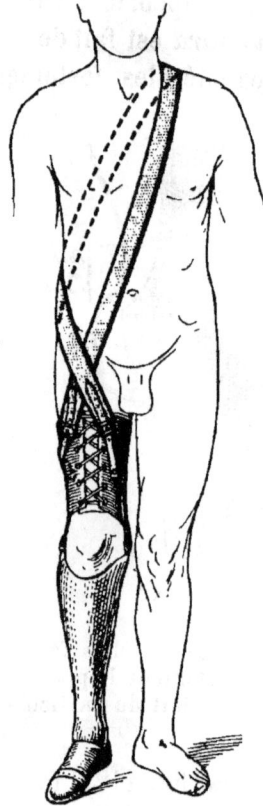

Fig. 114.   Fig. 115.

une ceinture, comme le montre la figure 117, mais mieux vaut
établir une bretelle proprement dite, passant en sautoir sur
l'épaule du côté sain et se fixant sur le membre artificiel, soit
au cuissard, soit à la jambe. La fixation au cuissard se fait soit
en avant et en arrière, par une bretelle sangle (fig. 114); soit
aux deux profils antérieurs de ce cuissard, après croisement
des deux chefs en avant du pli de l'aine (fig. 115).

Il est facile d'ajouter à la bretelle une *sangle d'extension,* comme nous l'avons dit pour l'appareil de cuisse (p. 39).

Il n'y a qu'à terminer l'appareil de suspension par une

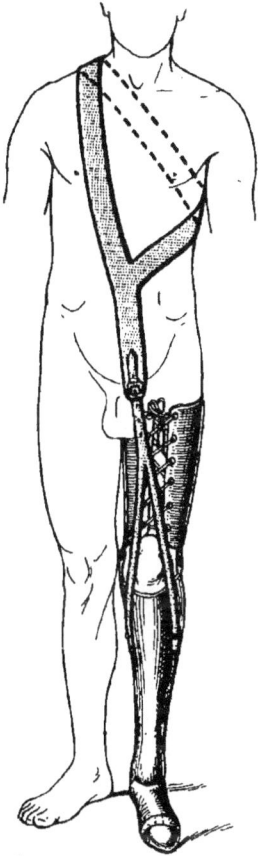

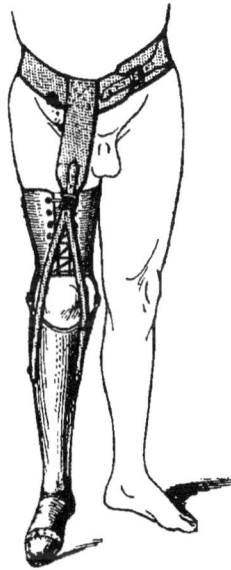

Fig. 116.   Fig. 117.

sangle de laquelle partent deux branches en Λ, que l'on fixe aux deux bords de la face antérieure de la jambière (fig. 116 et 117). Cela est peu utile si, le moignon étant long, sa force de levier est importante ; cela devient très utile pour les moignons courts, qui donnent peu de puissance à l'action du quadriceps.

Chez les sujets à amputation basse, on a cherché à supprimer le cuissard et à suspendre exclusivement par bretelles.

C'est un procédé que nous croyons insuffisant même si on le complète par une sangle transversale au-dessus du genou (fig. 118 et 119).

C. — **Le pied**. — Le pied, généralement articulé, est monté comme celui de l'appareil pour amputation de cuisse, c'est-à-dire en contre-équinisme. Mais, ici, nous devons prendre nos précautions contre la distension des ligaments postérieurs par l'hyperextension que produit mécaniquement l'équinisme, d'où *genu recurvatum* de compensation. Aussi

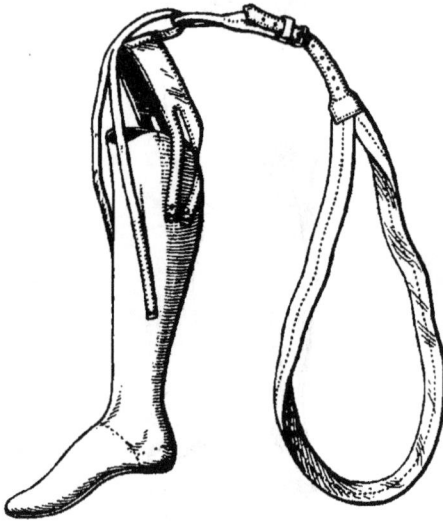
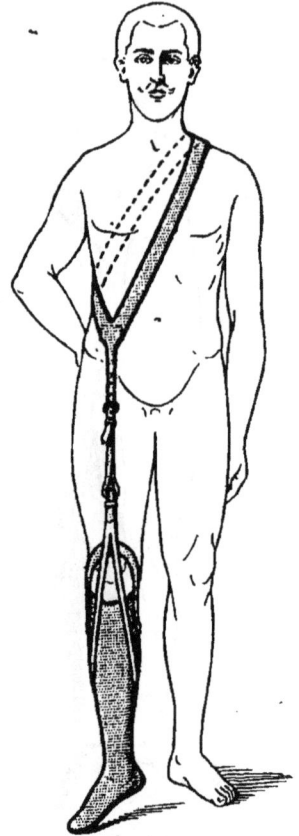

Fig. 118.   Fig. 119.

faut-il, entre le cuissard et la jambe, mettre en arrière une corde qui empêche l'extension d'être tout à fait complète; c'est-à-dire que l'on impose au sujet la station debout et la marche en flexion très légère du genou, avec élévation correspondante (2 à 3 centimètres) du talon de la chaussure.

§ 2. — *Appareils à appui terminal exclusif.*

Ces appareils conviennent aux amputations très basses, qu'il nous faut d'abord définir.

L'orthopédiste doit considérer comme *amputation basse de jambe*, permettant la marche avec appui direct exclusif et justiciables du même appareillage, les opérations suivantes :

Amputation sus-malléolaire ;

Désarticulation tibio-tarsienne ;

Désarticulation sous-astragalienne ;

Amputations ostéoplastiques intracalcanéennes (ou conservant le calcanéum entier après ablation de l'astragale).

Certains fabricants déclarent que ces opérations sont mauvaises pour deux motifs, les mêmes que nous avons réfutés pour l'amputation intracondylienne du fémur :

1° Le moignon, en battant de cloche, ne peut entrer dans un cône de bois ;

2° Le moignon est trop long pour qu'on puisse intercaler au-dessous de lui un pied artificiel.

Cela prouve simplement :

1° Qu'il faut renoncer à l'emboîtement complet dans un cône de bois ;

2° Qu'il faut prendre appui directement et exclusivement sur le bout du moignon.

Cette dernière condition n'est réalisable que si l'état des parties molles est compatible avec la taille régulière d'un lambeau plantaire épais, matelassant la tranche osseuse et si l'on a soin de réséquer dans le lambeau le nerf tibial postérieur.

Aussi attirerons-nous tout spécialement l'attention sur l'excellente amputation sus-malléolaire elliptique à lambeau postérieur (procédé de Guyon), à laquelle suffit que la peau plantaire soit conservée à un travers de doigt (à peine) en avant de la pointe du talon ; son appui direct est très bon, et il devient parfait si, d'un coup de ciseau, on abat, contre le tendon d'Achille, une lame de calcanéum que l'on applique sous la tranche tibiale.

Mais, pour toutes ces amputations, le lambeau antérieur est

mauvais : la mince peau dorsale du pied est incapable de supporter l'appui direct, indispensable pour cette prothèse.

Même s'il était vrai que sous ces moignons longs, il est impossible d'intercaler un pied artificiel entre eux et le sol, faute de hauteur, les opérations que nous venons d'énumérer devraient être recommandées *dans les conditions de lambeau que nous venons de préciser.*

En effet, leur avantage considérable — et le motif pour

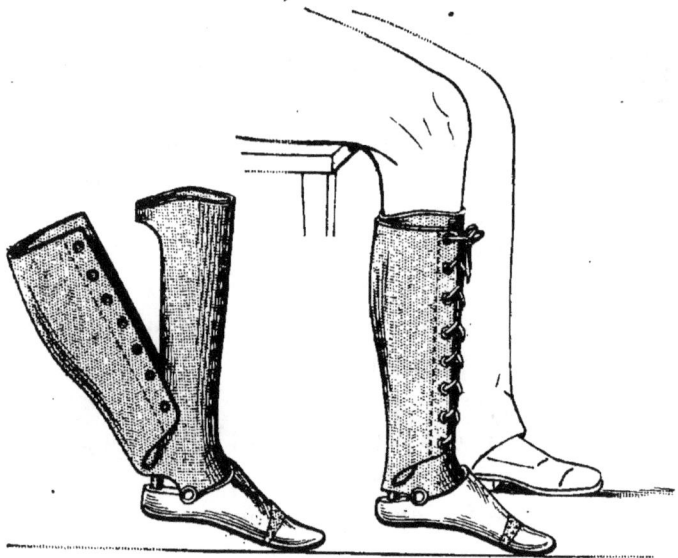

FIG. 120 et 121.

lequel il faut conserver l'os aussi long que possible — c'est qu'*elles permettent la marche directe, sans appareil.* Il suffit de se faire confectionner, par un cordonnier quelconque, une chaussure circulaire constituée par un talon plus ou moins élevé, surmonté par une guêtre lacée remontant à mi-jambe. L'amputation de Guyon constitue la limite du possible pour cet appareillage « en pied d'éléphant ».

Appareillage disgracieux, mais que sa simplicité, sa rusticité, son prix insignifiant doivent faire prendre en considération ; car il est bien possible qu'un ouvrier manuel, un campagnard surtout, auquel vous donnerez un pied artificiel et un pied d'éléphant réservera le premier pour le dimanche et se servira de l'autre pour le travail quotidien.

Appareil avec pied artificiel. — La *pièce de bois* qui emboîte partiellement le moignon est une sole, excavée à la forme du moignon et matelassée de feutre, qui se prolonge en avant par une empeigne allant à mi-longueur du métatarse, et en haut par une gouttière emboîtant jusqu'à mi-hauteur la demi-circonférence antérieure de la jambe. A la sole est fixée, sur ses côtés et en arrière, une guêtre de cuir qui monte le long de la jambe et qui se lace en avant, par-dessus la pièce de bois, comme une chaussure de chasse se lace par-dessus la languette de cuir.

Le pied peut être monté à angle droit sur la jambe ; mieux vaut lui donner un peu d'équinisme.

Semelle et orteils sont en caoutchouc, comme il est dit p. 31.

En regardant les figures 120 et 121, on se rend compte :

1° De la forme de la jambière, où une fenêtre ouverte en arrière permet l'introduction du moignon, renflé en bas en battant de cloche ;

2° Du mécanisme selon lequel la guêtre postérieure, lacée en avant, assujettit cette jambière ;

3° De l'articulation du pied sur axe transversal.

CHAPITRE VI

AMPUTATIONS PARTIELLES DU PIED

Il faut appliquer ce nom aux amputations où le jeu de l'articulation tibio-tarsienne est conservé, c'est-à-dire aux amputations de Chopart (désarticulation médio-tarsienne) ou de Lisfranc (désarticulation tarso-métatarsienne); aux amputations d'un ou plusieurs orteils avec leurs métatarsiens, à l'ablation des cinq orteils.

1° *Amputations de Chopart et de Lisfranc.* — L'amputation de Chopart a un grave défaut : les muscles antérieurs n'ont plus un bras de levier suffisant pour lutter contre le triceps sural et le tarse postérieur bascule, oblique en bas et en avant, en sorte que le sujet marche non sur la face inférieure du calcanéum et sur la peau plantaire, mais sur la tête de l'astragale et du calcanéum et sur la cicatrice douloureuse. Si l'on prend certaines précautions (conservation attentive du matelas fibreux plantaire auquel on suture les tendons antérieurs) cet inconvénient n'est pas constant et il est exagéré de dire que l'amputation de Chopart « n'a jamais donné que des mécomptes ». Mais elle ne doit être pratiquée que si on est sûr de sa technique et même alors son indication est rare parce qu'elle exige presque autant de peau plantaire que le Lisfranc.

Cela dit, j'ai vu quelques bons moignons de Chopart, opérés soit par moi, soit par d'autres chirurgiens, et ceux-là sont à appareiller comme des moignons de Lisfranc.

Quant à celui-ci, sa prothèse est excellente, pourvu que la cicatrice soit franchement dorsale et que, en dedans surtout, elle ne soit pas tendue sur des os trop saillants. Si le premier cunéiforme n'est pas bien garni, il n'y a qu'à l'enlever, et cela n'a aucun inconvénient fonctionnel.

Le moignon est destiné à appuyer sur le sol par sa face plantaire ; et par sa face antérieure, en avant du pan vertical formé par les os du tarse.

L'*avant-pied artificiel* qui constitue cette prothèse est formé par une sole en bois qui s'étend jusqu'à mi-longueur du métatarse et se termine par un pan vertical en avant du moignon. Cette sole, excavée à la forme du moignon, est doublée de feutre. Elle est fixée à la jambe par une guêtre en cuir, lacée en avant. Elle se prolonge en avant avec des orteils artificiels semblables à ceux des pieds décrits plus haut pour l'appareil de cuisse.

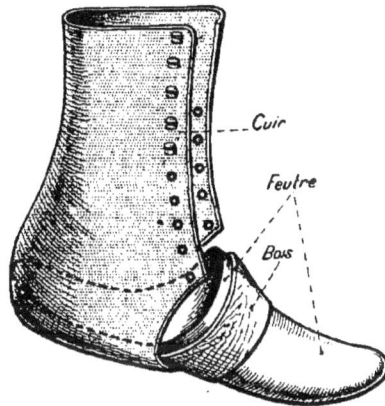

Fig. 122.

Cette pièce de prothèse n'est pas indispensable. On peut se contenter d'une pièce de liège, bien adaptée à la face antérieure du moignon, remplissant le bout d'une chaussure orthopédique. Son avantage est qu'une fois en possession de son appareil le sujet peut se chausser avec une chaussure ordinaire.

2° *Amputations partielles de l'avant-pied.* — Ces amputations sont :

L'amputation transversale, à travers les métatarsiens ;

La désarticulation d'un ou plusieurs orteils avec leurs métatarsiens ;

La désarticulation d'un ou de plusieurs orteils.

A toutes ces amputations convient la simple chaussure, garnie d'un liège, excavé à la forme du moignon, qui remplit le vide créé par l'amputation.

Pour que le sujet marche bien, il faut que la cicatrice soit franchement dorsale, non tendue.

Nous croyons que l'on a beaucoup exagéré les inconvénients statiques de l'ablation de la tête du premier métatarsien, et même de ce métatarsien en entier.

L'ablation d'un métatarsien marginal (seul ou avec son voisin) expose à la bascule du pied en varus ou en valgus : il faut donc que la chaussure ait des contreforts et une semelle disposés en conséquence.

CHAPITRE VII

APPAREILS POUR AMPUTATION
DE L'AVANT-BRAS

Les pièces constituantes d'un appareil de prothèse pour le membre supérieur sont en principe les mêmes que pour le membre inférieur, c'est-à-dire :

1º Un appareil de suspension empêchant la descente sous l'influence de la pesanteur ;

2º Un cône d'emboîtemeut, adapté au moignon et articulé avec le précédent au niveau du coude ;

3º Un outil terminal destiné à remplacer de notre mieux la main amputée, en reproduisant, si possible, sa forme extérieure.

Ici, le bois perd ses avantages de solidité et de modelage exact, et les pièces brachiale et antibrachiale sont en cuir, avec attelles métalliques articulées au niveau du coude : articulation active pour les amputations de l'avant-bras; articulation purement passive pour les amputations du bras.

Nous commencerons uotre description par l'appareil pour amputation de l'avant-bras, en prenant pour type l'amputation au-dessous de la partie moyenne. C'est elle qui nous permet de comprendre tous les principes qui doivent nous diriger, tous les buts que nous devons viser et les moyens pour y parvenir.

Quand on connaît, ainsi, l'appareil qui assure le fonctionnement aussi complet que possible de là main, il suffit d'une courte description pour faire comprendre ce que l'on peut obtenir lorsque la perte des mouvements du coude, puis le raccourcissement progressif du moignon huméral nous forcent à diminuer le rendement de notre mécanique.

Nous avons à étudier successivement : 1° la fixation du cône de suspension; 2° l'articulation entre ce cône et le cône d'emboîtement; 3° l'outil terminal qui termine l'avant-bras, en ayant ou n'ayant pas la forme de la main.

§ 1. — *Des points de fixation.*

1° **Suspension**. — Dans la très exceptionnelle amputation tout à fait basse, où sont conservées les racines des éminences thénar et hypothénar, l'élargissement formé par ces racines au-dessous de l'avant-bras peut donner appui à un bracelet qui sert et même peut suffire à la suspension de l'appareil, pourvu que celui-ci ne soit pas destiné à des travaux de force, cas auquel il faut ajouter au moins la suspension au coude.

Il n'en saurait évidemment être question dans le seul cas vraiment fréquent : l'amputation proprement dite de l'avant-bras.

On ne peut alors suspendre l'appareil qu'à *deux supports* :

1° La palette humérale, élargie transversalement au-dessous des éminences latérales, épicondyle et épitrochlée, cette dernière étant de beaucoup la plus saillante;

2° Le porte-manteau de l'épaule, c'est-à-dire le plan osseux acromio-claviculaire.

A. *Suspension au coude.* — L'appareil de suspension le plus simple est celui qui prend appui sur les saillies latérales de la *palette humérale* (fig. 124): un *brassard* de cuir, lacé en avant, est garni de deux tiges métalliques latérales cintrées au-dessus de l'épitrochlée et de l'épicondyle et articulées, au niveau de l'interligne du coude, avec deux tiges semblables qui descendent le long de la pièce antibrachiale (cône d'emboîtement).

Cette *suspension directe* est suffisante pour une amputation basse, chez un sujet qui ne fait pas de travaux de force. Mais, si le moignon n'est pas long et si le sujet a besoin de porter un fardeau un peu lourd, la descente de l'appareil n'est arrêtée que par une striction assez forte du brassard. D'où une entrave importante à l'action musculaire.

B. *Suspension à l'épaule.* — Aussi est-il presque toujours indiqué d'adjoindre à cela la *suspension indirecte* sur le plan acromio-claviculaire à l'aide d'une épaulette.

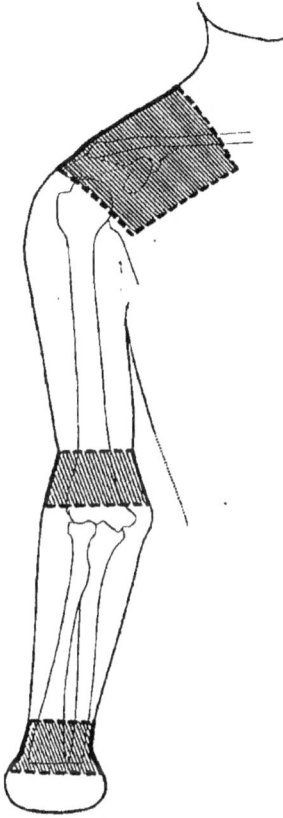

Fig. 124. — Suspension au niveau du coude ; saillies latérales de la palette humérale, sur lesquelles se moulent les attelles très cintrées du brassard. Suspension bonne pour les moignons longs lorsque l'appareil ne doit pas servir à des travaux de force. A compléter dans les autres cas par la suspension indirecte à l'épaule.

Fig. 123. — Les trois régions utilisées comme point de support : épaule, coude, poignet.

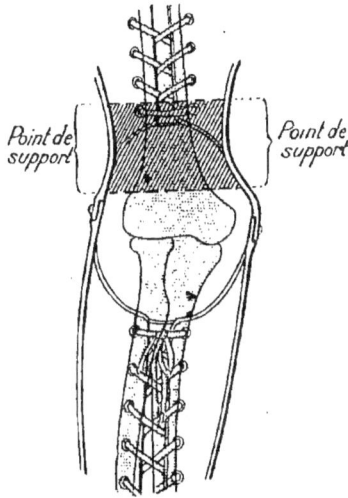

Le modèle le plus fixe et le plus robuste est constitué par une pièce en cuir bouilli, exactement moulée sur le moignon de l'épaule, et les régions pectorale, sus-claviculaire, scapulaire. Cette pièce est maintenue par une sangle qui passe sous l'aisselle du côté opposé. Échancrée en croissant sous l'acromion, elle se prolonge sur les profils antérieur et postérieur de la

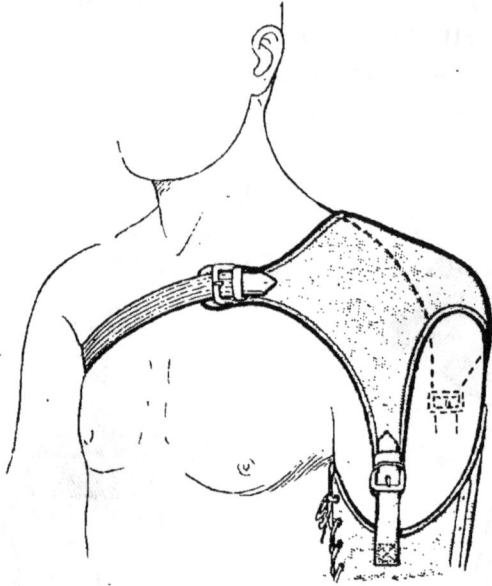

FIG. 125.

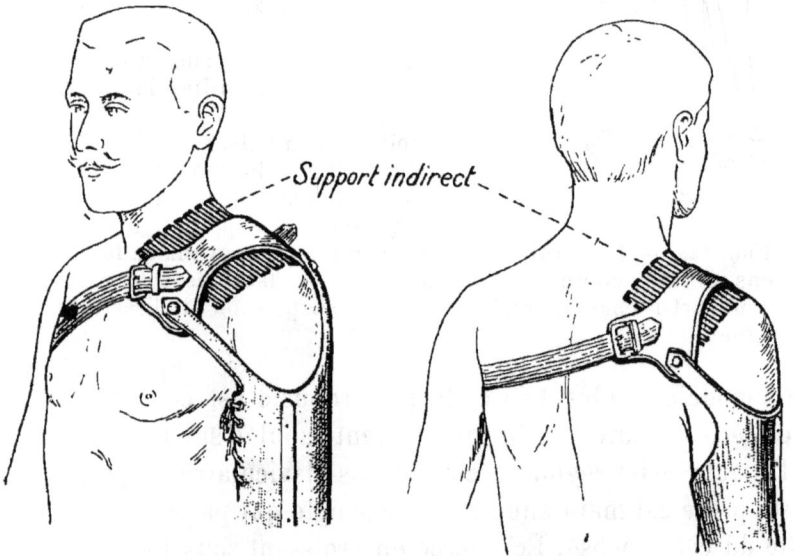

— Support indirect —

FIG. 126 et 127.

masse deltoïdienne en deux cornes auxquelles le brassard est suspendu par deux courroies correspondantes, qui laissent au bras sa liberté d'action (fig. 125).

Ce modèle est solide, mais encombrant et lourd. On l'allège en le réduisant à une épaulette sus-claviculaire large de 6 à 7 centimètres, terminée en avant et en arrière, à hauteur du bord correspondant de l'aisselle, par un empattement élargi : à l'angle supéro-interne de l'empattement est fixée la sangle axillaire en baudrier; à l'angle inféro-externe s'articule une corne du brassard. Ces deux derniers tourillons permettent l'abduction du bras (fig. 126 et 127).

Le dispositif le plus léger, mais évidemment le moins fixe, consiste à suspendre le brassard par deux sangles, une antérieure et une postérieure, qui se croisent au-dessus de la clavicule et vont, en baudrier, former anse sous l'aisselle opposée (fig. 128).

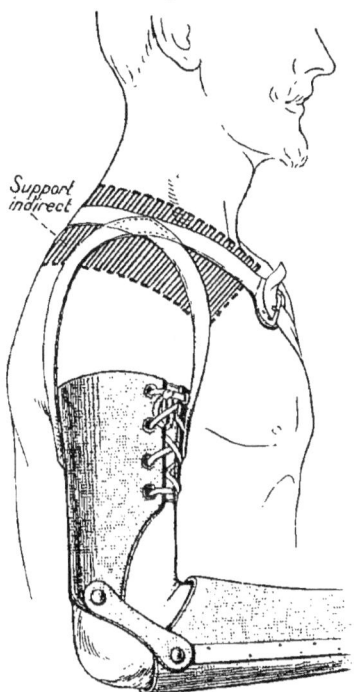

Fig. 128.

Le choix entre ces trois systèmes de suspension dépend donc de la profession de l'amputé et de la force qu'elle exige.

2° **Contre-ascension.** — L'appareil doit pouvoir résister à la pression de bas en haut, lorsqu'une poussée est exercée par la main. Cela est réalisé *dans la position verticale*, coude rectiligne, par l'appui :

1° De l'extrémité du moignon dans le cône d'emboîtement (dans les amputations basses et à lambeau palmaire, par exemple dans la désarticulation du poignet);

2° De la base du cône d'emboîtement sur la masse élargie de l'avant-bras au-dessous du coude ;

3° De l'échancrure interne du brassard sous l'aisselle.

Mais, *au cours de travail*, c'est presque toujours coude fléchi, à angle droit ou à peu près, que l'on exerce des poussées

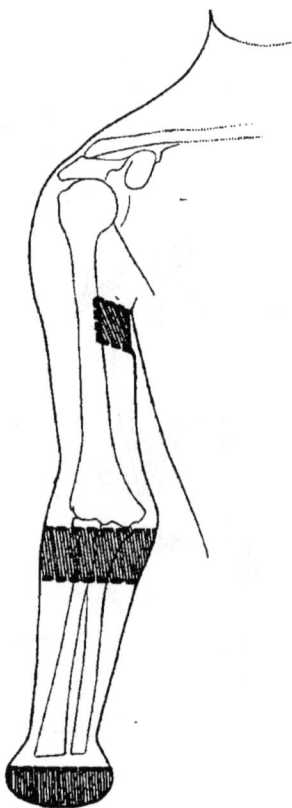

Fig. 129. — Les trois régions utilisées comme point de contre-ascension.

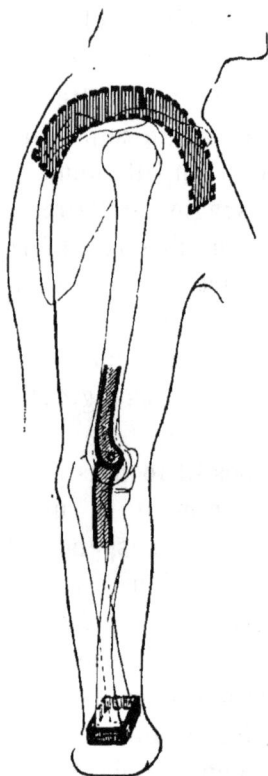

Fig. 130. — Les trois régions qui empêchent la rotation de l'appareil.

d'arrière en avant : et c'est alors contre l'attelle métallique du brassard que la pièce antibrachiale prend son appui principal et même presque exclusif.

3° **Contre-rotation**. — Un appareil bien ajusté ne peut pas tourner autour du membre :

1° Parce que la section de l'avant-bras — d'autant plus

qu'elle est plus basse — est elliptique et non circulaire ;

2° Parce que la flexion du coude, donc celle de la charnière, n'est possible que dans le sens sagittal par rapport à l'humérus ;

3° Parce que le baudrier de l'épaulette y met obstacle.

§ 2. — *L'articulation du coude.*

1° *Échancrure du brassard.* — L'articulation entre le cône d'emboîtement antibrachial et le brassard prête aux mêmes

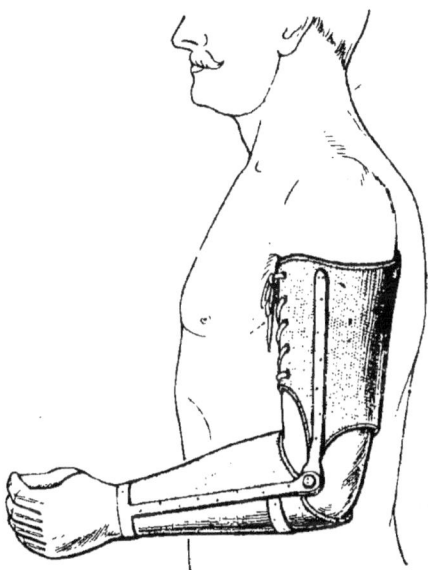

Fɪɢ. 131. — Appareil pour amputation à la partie moyenne.

considérations que celle du genou dans l'appareil pour amputation de jambe, par rapport au coincement des parties molles antérieures pendant la flexion. Il faut :

1° Que l'axe de charnière soit bien sur le prolongement de la ligne épitrochléo-épicondylienne ;

2° Que brassard et pièce antibrachiale soient, en avant, échancrés en demi-lune.

Ces échancrures se font sur mesure, au moment du premier essayage, et peuvent être, sans inconvénient, assez largement entaillées, sur les deux pièces à la fois, si le moignon est long.

Mais, si le moignon est court, et réduit au tiers supérieur de l'avant-bras, il est impossible de donner à l'échancrure antibrachiale une longueur suffisante sans que la prise du moignon dans le cône ne devienne insuffisante, sans que, par conséquent, les mouvements transmis au levier terminal ne soient privés de force. Il faut alors que le cône d'emboîtement

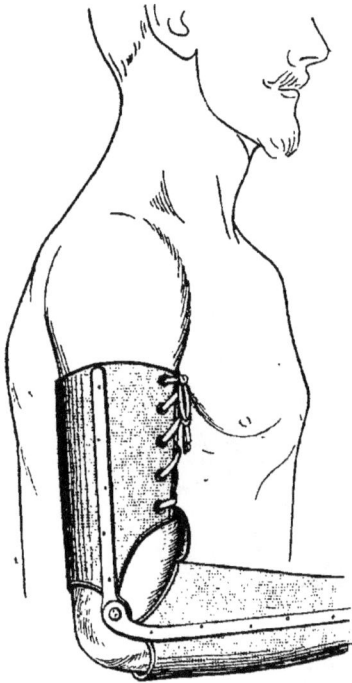

Fig. 132. — Mauvais appareil pour amputation au tiers supérieur; le brassard n'est pas assez échancré.

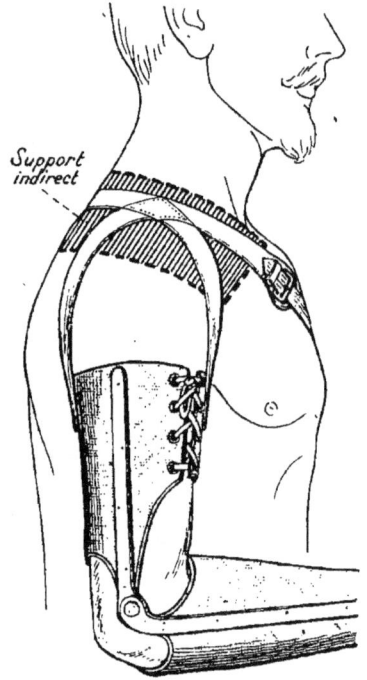

Fig. 133. — Bon appareil; le brassard est largement échancré, les chairs ne font plus hernie.

remonte en avant, à peine échancré, jusqu'au niveau de l'inter-ligne pendant la flexion du coude. Les chairs ne sont pas coincées si, celles de l'avant-bras étant exactement moulées, celles du bras jouent dans une très haute échancrure du bras-sard, jusqu'à mi-hauteur de celui-ci; mais alors la suspension indirecte à l'épaule devient indispensable.

2º *Constitution de l'articulation.* — Dans la plupart des cas,

on articule tout simplement les tiges métalliques de l'avant-
bras, sur deux tourillons transversaux, avec celles du bras.

L'inconvénient est que cela supprime, lorsqu'ils sont con-

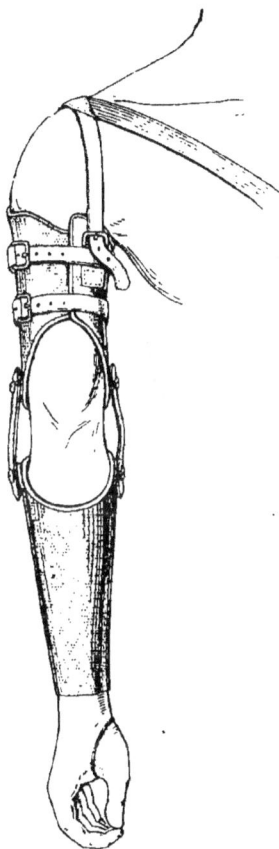

Fɪɢ. 135.

Fɪɢ. 134.

Fɪɢ. 134. — Appareil pour amputation au tiers inférieur avec
articulation sur charnière de cuir dur.
Fɪɢ. 135. — Détail de la charnière.

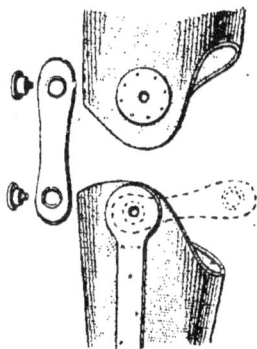

servés dans le moignon, les mouvements de pronation et de
supination.

a) *Moignon long.* — Lorsque le moignon est long (amputation au quart inférieur) on peut faire le montage suivant : on
suspend la tige métallique antibrachiale au brassard, en cuir

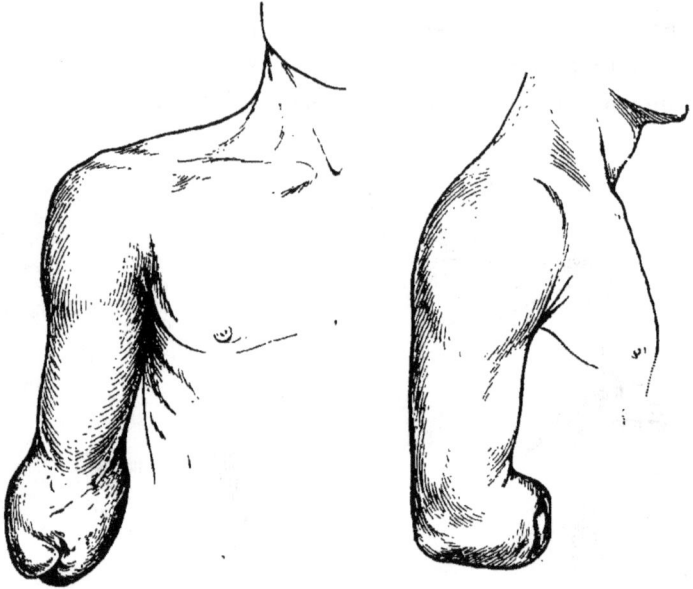

Fɪɢ. 136 et 137. — Amputation de l'avant-bras au-dessus du tiers
supérieur. La flexion du coude ne dépasse pas l'angle droit.

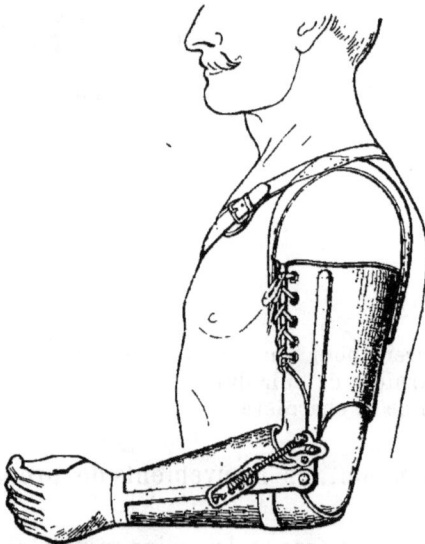

Fɪɢ. 138. — Appareil pour amputation au tiers supérieur
de l'avant-bras (pour la crémaillère, voy. p. 122).

non armé, par deux pièces rectangulaires en cuir dur, articulées à chaque bout, sur tourillon, avec le cône correspondant
de l'appareil. Cela permet un certain degré de torsion ; donc
on peut utiliser en partie pronation et supination. Dans ce cas,
il n'y a pas d'attelles métalliques brachiales ; donc il est nécessaire de recourir à la suspension indirecte sur l'épaule. Non
seulement le brassard, qui n'a pas de modelage mécanique sus-
condylien, devrait déjà être à l'état neuf trop serré pour être
bien supporté, mais en tout cas la déformation obligatoire du
cuir non soutenu ne tarderait pas à rendre illusoire la suspension par le brassard (fig. 134 et 135).

Ce procédé n'est d'ailleurs guère applicable aux amputés
qui doivent exécuter des travaux de force.

b) *Moignon court.* — Le moignon d'une amputation au tiers
supérieur de l'avant-bras est trop court pour être emboîté
avec solidité dans le cône antibrachial. D'où, d'abord, un
manque de force dans les mouvements communiqués, pour la
flexion surtout, dont le bras de levier est moins long ; d'ailleurs,
il est fréquent que l'articulation soit un peu raidie et que la
flexion ne dépasse pas l'angle droit (fig. 136 à 138).

La gêne fonctionnelle la plus grande consiste en ce que,
lorsque le coude est à angle droit, la face antérieure de l'avant-
bras, trop courte, ne peut donner appui à un poids surajouté,
à un panier passé par l'anse, par exemple ; le moignon
s'énuclée en partie du cône et l'avant-bras s'étend.

Aussi est-il bon, dans ces conditions, de fixer le coude à
angle droit par une crémaillère à verrou, identique à celle qui
est employée pour l'appareil d'amputation de bras (fig. 138).
C'est à propos de celui-ci que nous en donnerons la description.

§ 3. — *La main artificielle et l'outil terminal.*

A l'extrémité de leur avant-bras, presque tous les sujets
veulent d'abord porter quelque chose qui ait la forme de la
main. Beaucoup de gens — et même quelques médecins —
croient que cette « main artificielle » est réellement utile. En
effet, par certains mécanismes assez simples, elle permet à

l'amputé de manger, d'écrire, de mettre et ôter son chapeau.
Mais de faire un véritable travail, il ne saurait être question :
pour cela, il faut un outil proprement dit, adapté à la fonction
et non à l'aspect esthétique.

Donc, l'appareil sera en principe terminé par une main ;
mais pour l'ouvrier cette main sera dévissable et facile à remplacer par un ou plusieurs outils.

On s'est ingénié à construire des mains et pinces pour ainsi
universelles, pouvant convenir à peu près à tous les travaux.
Mais, jusqu'à présent, aucun de ces mécanismes n'a donné
satisfaction, et la solution pratique du problème consiste
actuellement à établir un outil spécial pour un travail déter-
miné, en étudiant avec soin les mouvements nécessaires à ce
travail. Un ouvrier qui, dans son métier, exécute des actes
différents, peut d'ailleurs avoir plusieurs outils, qu'il choisit
selon les besoins : par exemple un serrurier qui doit successivement marteler, limer, forer.

Nous décrirons successivement la main proprement dite,
puis les outils. La première convient aux hommes de bureau,
et c'est pour eux qu'on fabriquera les quelques modèles perfectionnés que nous indiquerons. Les seconds conviennent aux
ouvriers manuels, auxquels on donnera une main où le mécanisme sera réduit à la pince du pouce, et un ou plusieurs outils
spéciaux, perfectionnés.

Ces outils seront presque toujours construits pour réaliser,
dans le travail, les mouvements de la main gauche, car la
première étape dans la rééducation d'un amputé de la main
droite, doit toujours consister à apprendre à la main gauche
restante le travail jusqu'alors confié à la main droite absente.

A. — *Main artificielle*.

La main, vissée à l'extrémité du cône antibrachial, de façon
qu'elle soit en demi-pronation lorsque le bras pend verticalement, est presque toujours en bois (1), quelquefois en aluminium.

(1) Les mains sont presque toujours faites en bois de tilleul, qui a
l'avantage de la légèreté. Mais les doigts sont fragiles et cassent faci-

Elle peut être une simple main de parade, sans aucune articulation. On ne fait plus jamais ce modèle.

Elle peut être articulée au niveau d'un ou de plusieurs doigts. Nous commencerons par indiquer quelques principes généraux de construction, que nous ferons suivre, sous forme d'une espèce d'atlas, par la description des principaux mécanismes.

Pouce à pince passive. — L'articulation la plus utile et la plus simple est celle du pouce, auquel, au repos, un ressort palmaire imprime l'attitude en flexion, avec pince contre l'index en demi-flexion (comme les autres doigts d'ailleurs).

Dans beaucoup de cas, on s'en tient à ce mécanisme élémentaire : c'est avec son autre main que l'amputé ouvre la pince, qu'il laisse se refermer sur l'objet à saisir (fig. 139 à 145).

Pouce automoteur. — On peut produire l'écartement actif par le mécanisme représenté figure 146 : un cordon de tirage, fixé derrière l'omoplate opposée à un anneau clavi-axillaire, longe la face postérieure du brassard et de la pince entibrachiale, en glissant dans des passants coulants qui le maintiennent en position. Si le sujet fléchit le coude, et en même temps porte en avant le bras et les deux épaules, en faisant gros dos, la corde se tend et attire le pouce en abduction et extension.

Cette pince étroite, exclusivement entre les bouts du pouce et de l'index, n'est pas toujours commode : un voyageur de commerce, un chef de chantier, y tiennent mal le carnet de commandes sur lequel ils doivent écrire. Mais si le pouce, tenu par un ressort vigoureux, est parallèle à la paume de la main et fait pince contre les autres doigts étendus et non fléchis en demi-cercle, la pince sera solide et commode. Surtout si

---

lement. Au lieu d'employer le charme, dur mais lourd, comme la fragilité n'a d'inconvénient qu'aux doigts, certains orthopédistes ont résolu le problème en renforçant les doigts par ce qu'ils appellent « un philippeau » : sur toute sa longueur, le doigt est fendu en une mortaise large de 1 millimètre 1/2, dans laquelle on colle deux feuilles de bois de placage (acajou, palissandre, etc., bois extrêmement durs ou une lamelle de charme).

l'on établit un mécanisme de rotation à baïonnette entre l'avant-bras et la main, permettant d'orienter celle-ci à volonté (fig. 148).

Le pouce est, comme dans le cas précédent, soit à pince fixe, soit de préférence automoteur, à écartement volontaire par cordon de tirage.

Un dispositif intéressant, qui permet de tenir une fourchette, une plume, avec seulement un pouce automoteur, est le suivant : les doigts sont en demi-flexion, et l'index est écarté du médius, de façon qu'un manche de plume puisse être introduit entre les deux ; la pince du pouce se fait non sur le bout de l'index, mais sur le flanc externe de la phalangette du médius, contre. laquelle, par conséquent, sera appuyé le manche de l'objet (fig. 147).

Les doigts étendus sont mieux disposés pour la pince que les doigts demi-fléchis. Ceux-ci peuvent cependant donner au sujet quelques commodités. D'où la réalisation du modèle représenté figure 148, en comparaison avec le modèle classique. Aux jonctions interphalangiennes et métacarpophalangiennes sont des articulations en noix (dont on voit le détail figures 152 à 154), assez serrées pour garder la position où on les met passivement, comme celles des mannequins pour ateliers d'artistes.

On peut, les doigts étant rigides en demi-flexion, articuler toutes les métacarpophalangiennes avec un ressort qui les tienne en flexion et les actionner en extension, comme il est dit plus haut pour le pouce : il suffit d'avoir un cordon de tirage terminé par cinq cordelettes au lieu d'une seule. Dans certains cas spéciaux ce dispositif peut rendre des services (fig. 155 à 157). Il nous paraît inutile de rendre automotrices les articulations interphalangiennes.

Quant à celui que Beaufort semble avoir étudié, et qui imprimerait de même des mouvements au poignet, nous ne croyons pas que sa réalisation pratique soit encore trouvée.

Sur la longueur relative des doigts et l'utilité d'un ongle au pouce et à l'index, voy. figures 150 et 151.

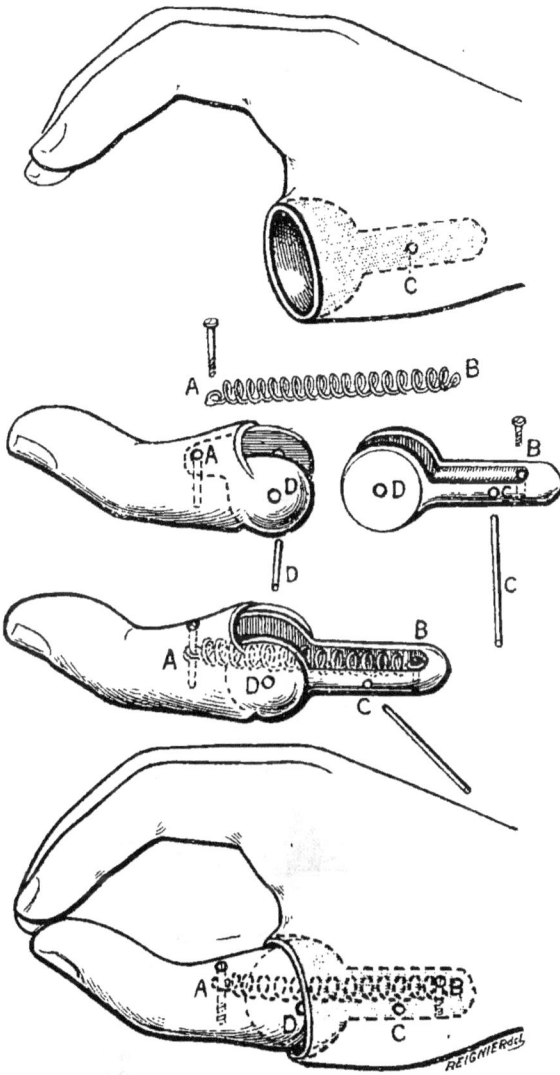

Fig. 139 à 142. — *Mécanisme du pouce passif.*

Dans une excavation de l'éminence thénar, fixée par une goupille C, est une pièce sur laquelle le pouce tourne autour d'un axe D. La tête du pouce est en noix. Le ressort A B tire le pouce en flexion.

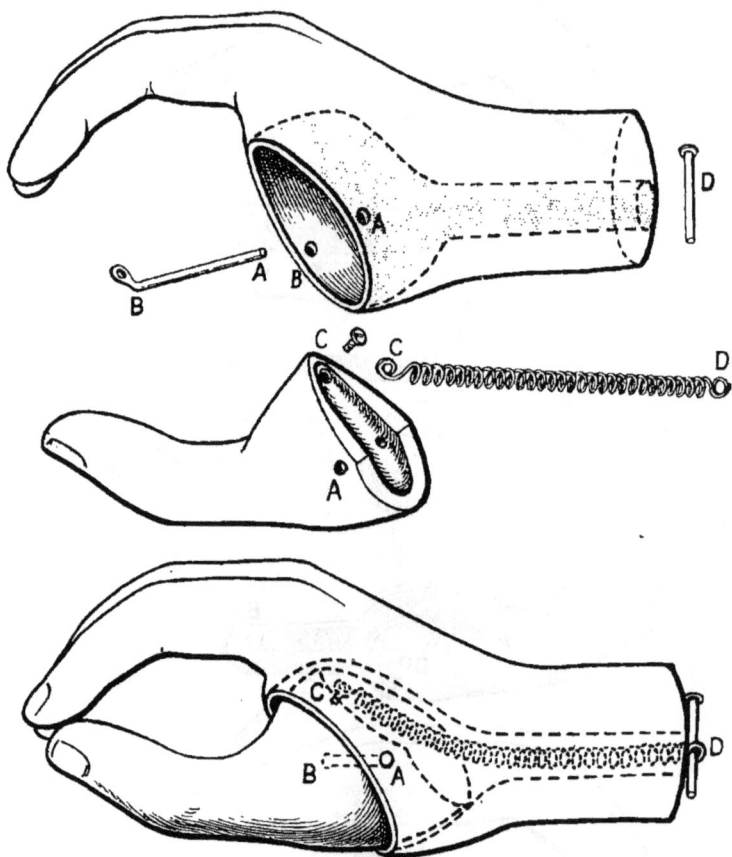

Fɪɢ. 143 à 145. — *Pouce de Beaufort.*

Le modèle figuré page 89 est plus souple que celui-ci, où le pouce, mobile autour de l'axe A B, s'encastre directement dans l'éminence thénar. Mais dans celui-ci on voit que le ressort C D, qui le fixe en flexion, remonte jusqu'au poignet, est donc bien plus long, plus puissant. La pince est beaucoup plus vigoureuse. C'est le modèle habituellement choisi. Il a l'inconvénient d'exiger une excavation profonde de l'éminence thénar, empiétant sur la racine de l'index, en sorte qu'il est impossible de monter ainsi le pouce lorsqu'on veut donner du jeu à l'articulation métacarpophalangienne de l'index, sans ressort (fig. 148) ou avec ressort (fig. 155).

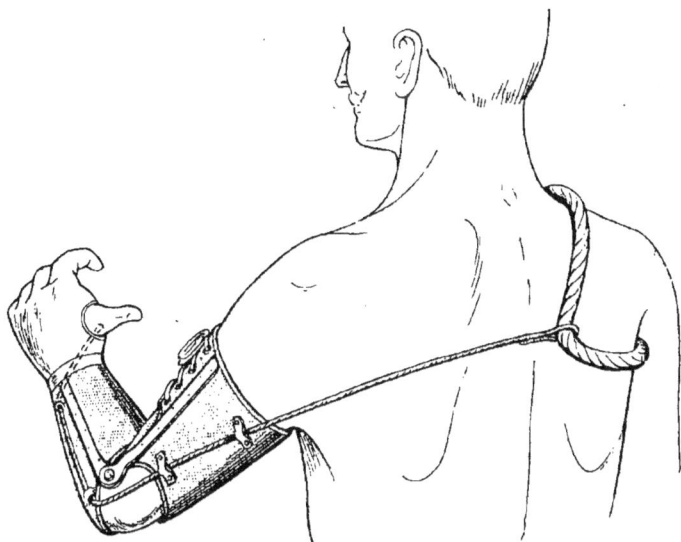

FIG. 146. — Appareil muni d'un pouce automoteur. La corde de traction est fixée au bourrelet qui entoure l'épaule saine. Abduction et prépulsion de l'épaule avec flexion du coude faisant ouvrir le pouce.

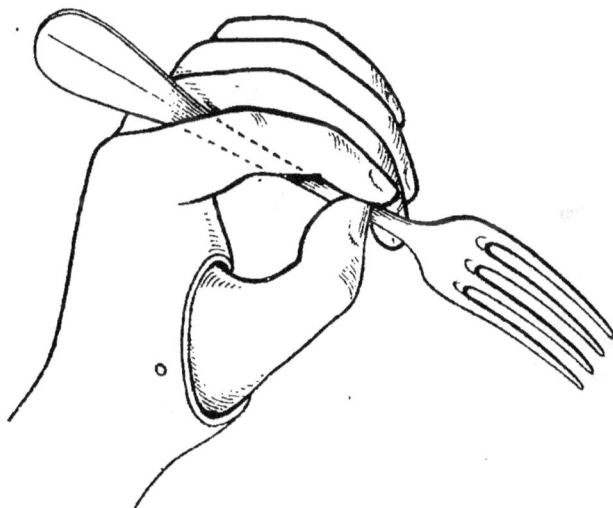

FIG. 147. — Fente entre l'index et le médius pour laisser passer un manche de fourchette, serré en bas par la pince du pouce contre le flanc du médius.

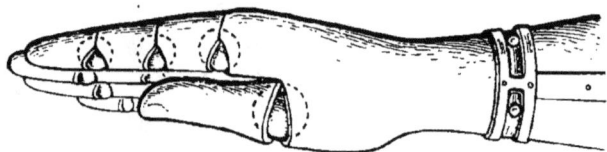

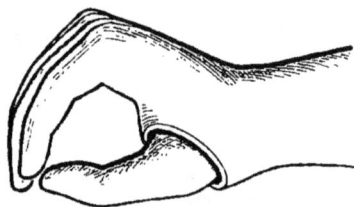

Fɪɢ. 148 et 149.

Fɪɢ. 148. — Main articulée pour voyageur de commerce. Le pouce, parallèle à la paume, pince largement un carnet, par exemple.

Fɪɢ. 149. — Forme qu'on donne ordinairement à la main. La pince est trop étroite.

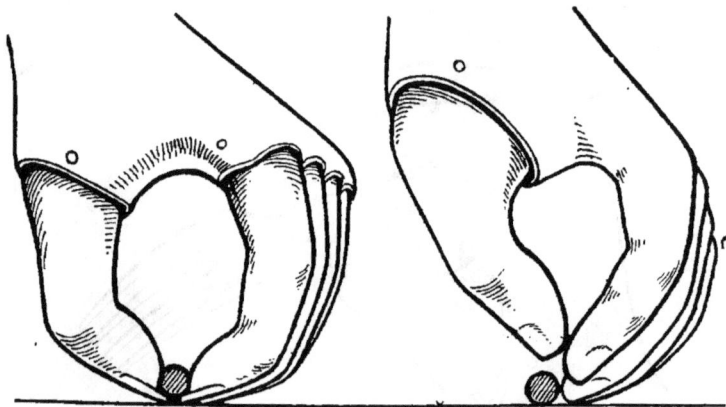

Fɪɢ. 150 et 151.

Fɪɢ. 150. — L'index est de même longueur que le médius ; pouce et index ont un ongle : la prise d'une petite boule est possible.

Fɪɢ. 151. — Le médius étant plus long que l'index, celui-ci reste au-dessus du plan de la table et ne peut saisir une boule.

De la forme de la main.

Dans le modèle habituel (fig. 149 et 151), les doigts sont en demi-flexion et le pouce pince sur l'index, plus court que le médius, selon le canon normal. Si l'on veut alors pincer une boule, par exemple, figure 151, on voit que le médius dépassant y met obstacle : il faut donc, d'abord, que l'index soit plus

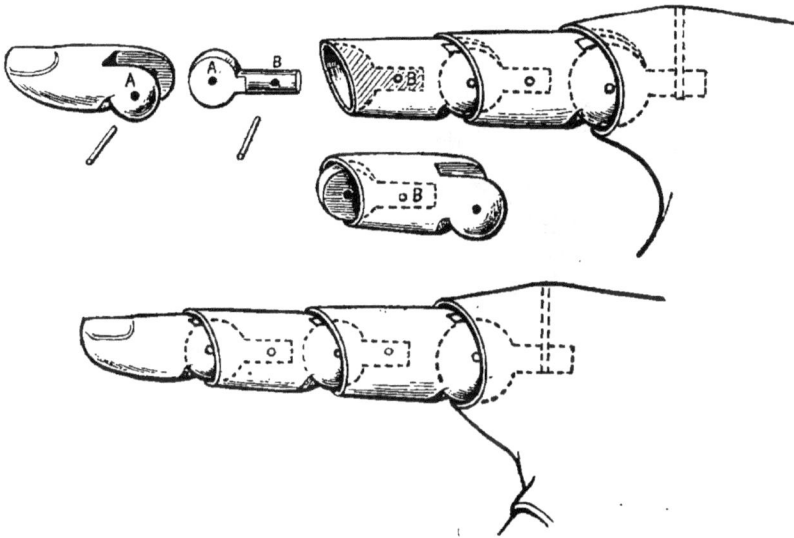

Fig. 132 à 154.

long que le médius, et ensuite il est utile de munir pouce et index d'une petite saillie représentant l'ongle (fig. 150).

On voit sur la figure 148 le dispositif permettant la pince du pouce non par le bout, mais par toute la longueur de la face palmaire (pour la tenue d'un carnet, par exemple). D'autre part, les doigts de cette main sont articulés en noix, selon le mécanisme que l'on comprendra en regardant les figures 152 à 154. Les jointures gardent la position passive qu'on leur imprime. Le montage de la noix, sur une pièce intermédiaire avec queue, est le même que celui du pouce figuré page 89. L'articulation de l'index empêche d'excaver l'éminence thénar assez pour y loger le pouce de Beaufort et son puissant ressort. Le poignet tourne sur une articulation en baïonnette.

　　Les doigts étant réunis en une seule pièce articulée avec la pièce métacarpienne sur un axe transversal, ainsi que cela est représenté figures 155 et 157, ils sont maintenus par quatre

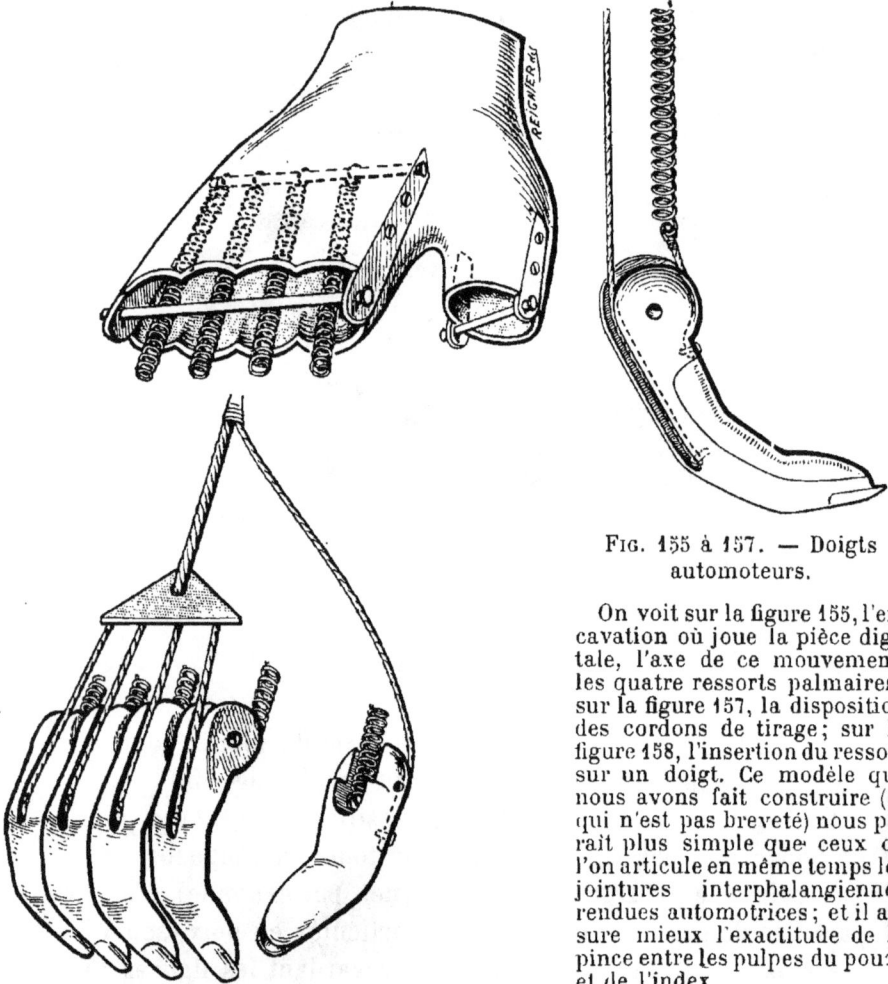

Fig. 155 à 157. — Doigts automoteurs.

On voit sur la figure 155, l'excavation où joue la pièce digitale, l'axe de ce mouvement les quatre ressorts palmaires sur la figure 157, la disposition des cordons de tirage; sur la figure 158, l'insertion du ressort sur un doigt. Ce modèle que nous avons fait construire (et qui n'est pas breveté) nous paraît plus simple que ceux où l'on articule en même temps les jointures interphalangienne rendues automotrices; et il assure mieux l'exactitude de la pince entre les pulpes du pouce et de l'index.

ressorts palmaires en flexion métacarpo-phalangienne et s'écartent du pouce par l'action d'un cordon de tirage bifurqué, sur celui du pouce, au dos de la main. Le tirage s'exerce à l'angle supérieur d'une pièce triangulaire du bord inférieur de laquelle partent quatre cordons qui vont au dos des phalangines. La figure 156 montre le détail pour un doigt.

Nous connaissons les essais chirurgicaux que l'on a faits pour isoler au bout du moignon les masses musculaires des fléchisseurs et des extenseurs en de petites saillies que l'on perfore d'un tunnel garni de peau : dans ce tunnel on passe des cordons de tirage qui, dès lors, sont actionnés volontairement.

Nous ne sommes pas certains que ce soit très pratique.

La pince Brunet. — C'est en parallèle avec la description du pouce automoteur que nous donnons ici celle de la pince Brunet, établie sur le même principe.

La pince du pouce automoteur manque toujours de force, pour deux motifs : on n'a pas la place pour loger dans l'éminence thénar un ressort puissant ; la pince est toujours étroite de prise.

La pince Brunet est une vraie pince, à ressort vigoureux, en forme d'outil ; dont on écarte les mors par un cordon de tirage semblable à celui du pouce automatique. Les figures 158 à 160 font comprendre son mécanisme.

C'est un outil excellent, avec lequel on peut se livrer à la plupart des occupations de la vie courante. Son seul défaut est de n'avoir pas la forme d'une main — ce à quoi les mutilés tiennent presque toujours — et de faire partie d'un appareil breveté dont la construction n'a pas été établie pour une pièce terminale interchangeable. Il faut donc que, pour avoir en même temps la main artificielle remplaçable par un ou plusieurs des outils dont nous donnerons la description plus loin, le mutilé ait deux appareils complets, ce qui est évidemment d'un changement difficile.

Nous avons coutume de prescrire cet appareil aux amputés des deux membres supérieurs : pour un des côtés, on le leur donne en supplément.

Il y a d'autres modèles analogues, dans le détail desquels nous croyons inutile d'entrer. Ceux où l'ouverture de la pince se fait par le mouvement de supination ou de pronation de l'avant-bras ne conviennent évidemment qu'à des cas assez rares (moignon très long ; mouvements bien conservés).

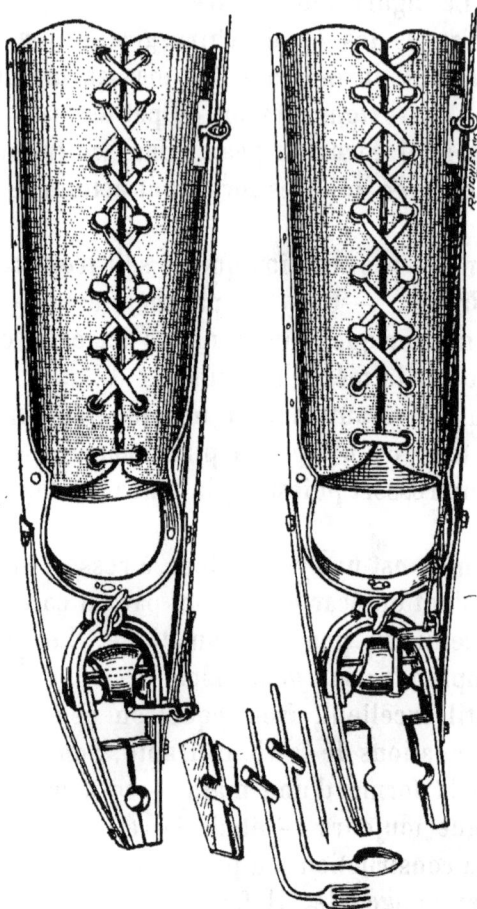

Fig. 158 et 159.

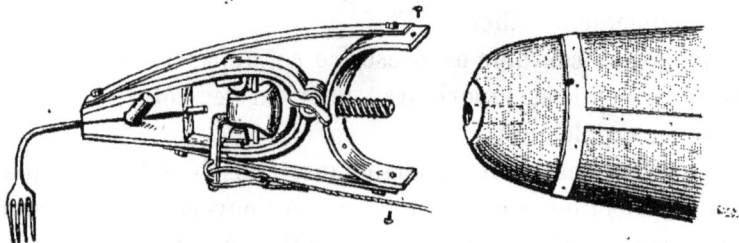

Fig. 160.

La pince Brunet.

Au-dessous d'une pièce antibrachiale en cuir lacé, les deux attelles latérales se continuent l'une avec l'autre en un arc sous lequel est rivée la pince.

Celle-ci est formée par un demi-cercle métallique, vigoureux, à concavité inférieure, terminé par deux mors épais et larges, comme ceux d'une pince de serrurier. Au repos de l'appareil, ils sont au contact et sont maintenus sous forte pression par deux puissants ressorts fixés : en haut au demi-cercle antibrachial, en bas aux mors ; l'externe et dorsal, à la pointe de ce mors; l'interne et palmaire (côté où est l'appareil de tirage), à la base du mors.

Telle étant la position de repos, l'écartement se fait de la façon suivante :

Dans l'aire du demi-cercle qui réunit les deux mors, tourne sur un axe transversal une pièce faite en forme d'un cylindre dont les deux bouts sont coupés obliquement et qui est montée, au repos, côté large en haut. En bas et en avant, au bord palmaire du côté court, est fixé un excentrique transversal, sur lequel s'accroche un cordon de tirage, mû comme il est dit figure 146. Lorsque cette tige est attirée en haut, la partie large du cylindre descend entre les deux mors de la pince et les écarte; quand le cordon de tirage est relâché, les ressorts font tourner le cylindre en sens inverse et la pince se referme. On voit sur les figures 158 et 159 l'outil au repos et à l'écartement.

Les petites figures intercalées représentent : 1° la forme du mors, avec deux rainures, une longitudinale (qui suffit pour tenir une plume ou un crayon) et une transversale. En donnant au manche d'une fourchette ou d'une cuiller la forme d'une croix, on voit que la prise de ces objets est très solide.

Cet appareil est breveté et fabriqué d'une seule pièce. Nous montrons figure 160 qu'il serait très facile d'isoler la pince, vissée à l'extrémité de l'avant-bras, comme nous le disons pour les divers outils que nous allons décrire.

B. — *Outil remplaçant la main.*

Le principe général est d'adapter, à l'extrémité de la pièce antibrachiale, un mécanisme que l'on peut visser et dévisser à volonté, qui porte un outil adapté à divers mouvements professionnels plus ou moins spécialisés.

Cela serait toujours, évidemment, bien imparfait; mais, pour peu qu'il ait de volonté et d'adresse, le mutilé trouve des suppléances souvent remarquables par l'éducation du membre restant, même si c'est le gauche. C'est à cette éducation que,

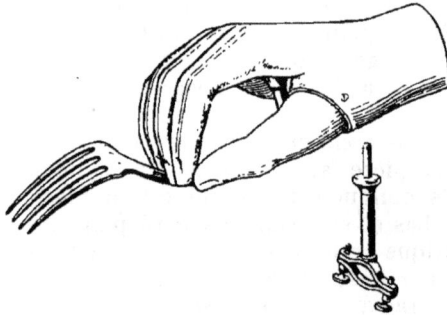

Fig. 161. — Porte-fourchette de Raynal.

dans les ateliers spéciaux pour rééducation des mutilés, on doit, avant tout, prêter attention.

1° *Fourchette et couteau.* — La première fonction consiste à manger; et certains dispositifs fort simples permettent de fixer à une main en bois, avec ou sans pouce mobile, la fourchette, la cuiller ou le couteau.

En règle générale, si l'un des bras est intact, le mutilé ne se sert guère que de lui; mais cet outillage devient indispensable aux amputés des deux avant-bras.

Nous avons dit plus haut comment on peut, dans la main à pouce automoteur, faire entre le médius et l'index une place pour un manche de cuiller ou de fourchette. La prise peut encore être directe avec la main représentée figure 147.

La main à cinq doigts automoteurs (p. 94) est généralement réglée de façon que soit possible la prise d'un verre à boire;

mais un amputé d'une seule main boit avec l'autre, et un amputé des deux mains boit avec un chalumeau.

Ces appareils ont remplacé celui où fourchette ou couteau sont portés par un cube de bois que l'on encastre à volonté dans la paume de la main; il n'est pas commode d'avoir à porter toujours avec soi ces instruments spéciaux.

Le porte-fourchette de Rainal a, sur le système précédent,

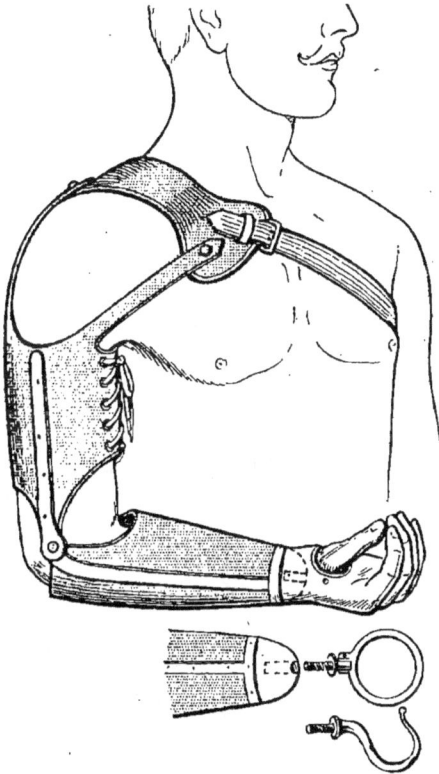

Fig. 162. — Une cupule munie d'un pas de vis termine l'avant-bras et l'on visse à volonté main, crochet, anneau.

l'avantage de convenir à n'importe quelle fourchette : nous croyons que la figure 162, explique, de façon très claire, sa construction et son fonctionnement. Le petit outil spécial, que l'on visse et dévisse, est peu encombrant, facile à porter dans la poche : il est cependant plus commode encore de faire la prise directe avec les appareils décrits plus haut.

2° *Outils pour ouvriers.* — Les outils terminaux que l'on met, pour travailler, en place de la main dévissée, dérivent tous de deux formes : le *crochet* et l'*anneau*, pour prendre et porter un paquet, pour saisir un manche, etc.

En regardant la figure 162, on comprend ce qu'est cet appareil et la manière de s'en servir. Mais l'on comprend aussi que si ces anneau et crochet rudimentaires conviennent à certains manœuvres également rudimentaires, ils sont tout à fait insuffisants pour les ouvriers proprement dits, qui font des travaux de quelque finesse, en menuiserie, serrurerie, agriculture, etc. ·

C'est à cela qu'ont songé d'assez nombreux fabricants, fort ingénieux, et nous représentons ici quelques-uns de ces outils, en nous bornant à quelques types, car on les peut varier à l'infini selon les nécessités de tel ou tel cas particulier. Et nous répéterons qu'un même ouvrier peut

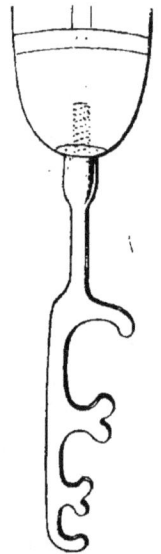

Fig. 163. — Griffe du vigneron (Gripouilleau).

en avoir plusieurs, dont il se sert selon les besoins, à tel ou tel temps de son travail

Ces outils sont construits de deux façons : les uns sont fixes au bout de l'avant-bras ; les autres sont montés sur des articulations et s'orientent en sens divers.

a) *Outils fixes.* — Comme dérivé tout à

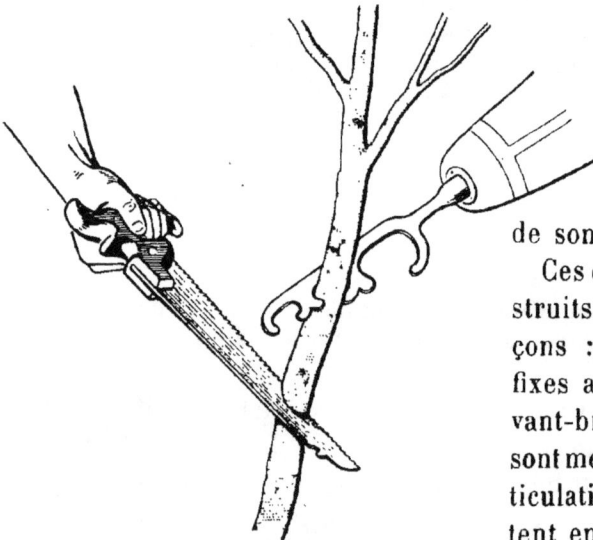

Fig. 164. — La branche est immobilisée par la griffe faisant levier par torsion.

fait du simple crochet, nous représentons ici la *griffe du vigneron*, telle qu'il y a bien longtemps l'a fait construire Gripouilleau ; on peut accrocher des branches de volume variable et les
scier ou les couper au sécateur de l'autre main (fig. 163 et 164).

Cette main de Gripouilleau, à crochets échelonnés, est à la

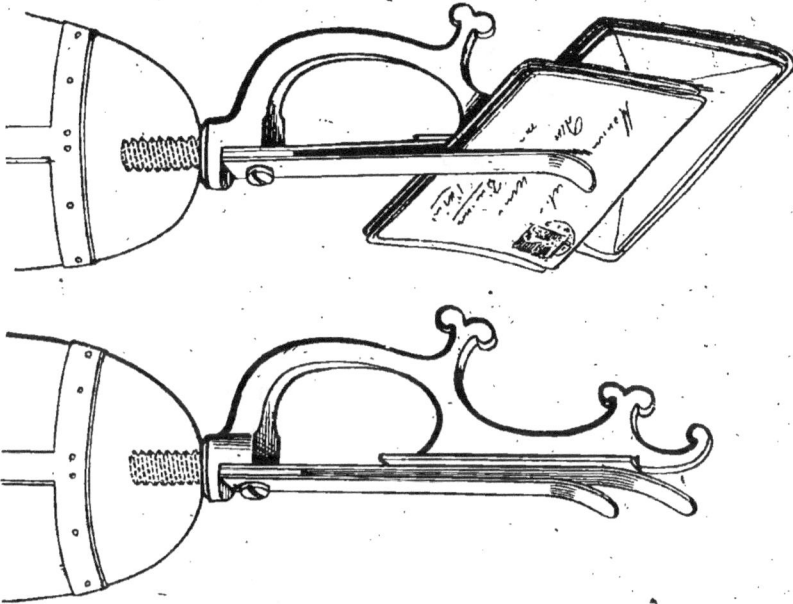

FIG. 165 et 166. — La main du facteur.

base de presque toutes les mains à pince qu'a fabriquées
M. Boureau et qui sont caractérisées par :

1° La fermeture du crochet supérieur, ainsi transformé en
anneau, ce qui associe les deux outils ;

2° Un ressort, annexé au dos aplati du crochet, réalisant la
prise par la pince. En relevant, comme une pointe de soulier
à la poulaine, le bout libre du ressort, on établit entre lui et
le dos du crochet un angle qu'il suffit de pousser sur l'objet,
fixé mécaniquement ou par la main droite, pour que celui-ci
pénètre dans la pince.

Le type le plus simple de ce mécanisme est la *main du
facteur* (fig. 165 et 166).

La main gauche du facteur qui trie les lettres a pour fonction de maintenir dans l'ordre voulu les plis mis en petits

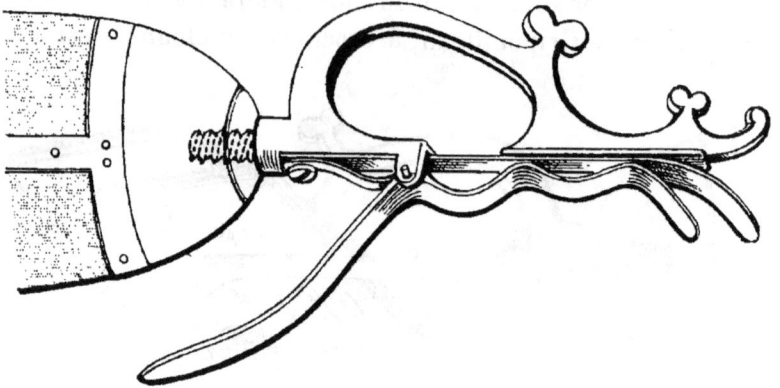

Fig. 167. — La main de l'horticulteur.

paquets : pour cela, la main droite n'a qu'à pousser les lettres à leur place, entre un ressort plat, fixé au poignet, et le dos

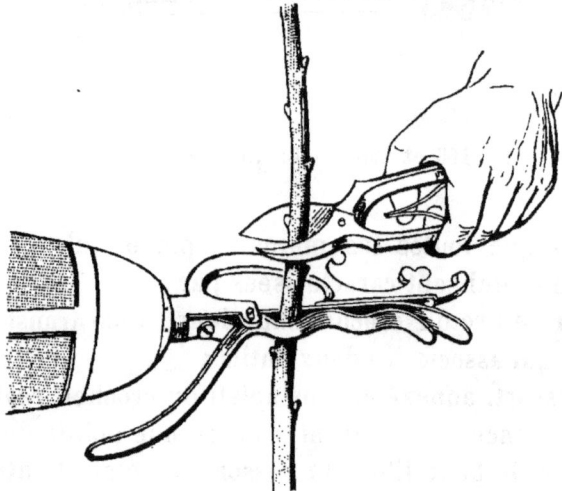

Fig. 168. — Prise d'une branche.

du crochet. Si l'on met deux, et même trois ressorts, le facteur peut classer deux et même trois paquets. Tenant une ficelle, il peut ficeler un paquet.

La *main du vigneron* est munie de ce ressort, pour pincer les petits objets plats, mais le deuxième ressort est ondulé, d'où des espaces semi-lunaires dans lesquels s'engage la branche contre laquelle on, le pousse, et pour être sciée ou coupée elle se fixe ainsi certainement mieux que par le mouvement de torsion de l'ancien crochet de Gripouilleau (fig. 167 et 168).

Cette poussée d'engagement est un peu brutale ; elle n'est possible que sur un bois solide et ne craignant pas trop la contusion. Pour les tiges plus délicates (greffage de la vigne en atelier, préparation des boutures), il faut une pince qui

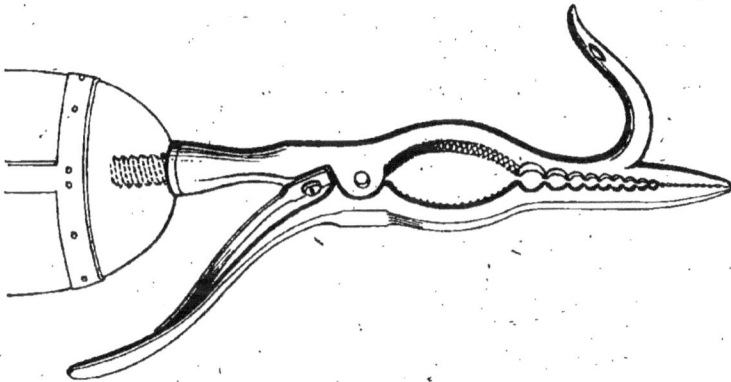

Fig. 169. — La main de l'emballeur.

s'ouvre avant la prise de l'objet. C'est ce qui est réalisé en prolongeant vers l'avant-bras une queue formant levier, que l'on appuie sur la poitrine (sujet debout), ou sur le genou (sujet assis) pour ouvrir la pince ondulée, où l'on place le greffon, par exemple, dans l'échancrure du diamètre voulu.

La *main de l'emballeur* (fig. 169) est fort ingénieuse, avec son crochet foré d'un chas permettant de passer un lien dans un panier, comme avec une aiguille courbe. La pince dorsale commence par deux mors plats et se continue par une série de dentelures où l'on peut fixer, pendant que le marteau va les enfoncer, des pointes de divers calibres. Un ouvrier, il est vrai, ne travaille vite que si, ayant dans la paume gauche plusieurs pointes du même calibre, il en présente une au marteau et la lâche dès que du premier petit coup il l'a fixée en bonne place ; pendant le coup d'enfoncement, il prépare la suivante.

La *main du plombier* (fig. 170) reproduit la forme de la *pince à gaz* et elle se termine par une extrémité coupante, qui permet

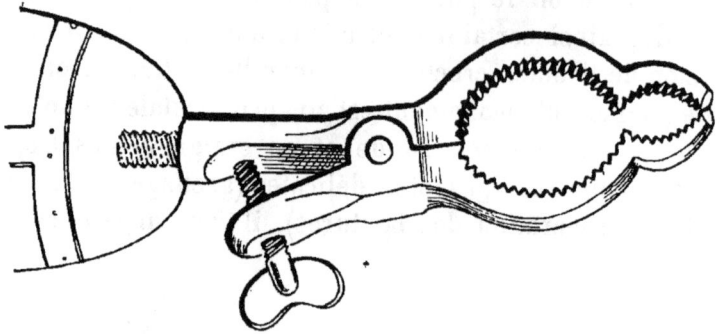

Fig. 170. — La main du plombier.

de couper des fils métalliques. Avec elle, on peut maintenir un contre-écrou, tandis que de la main active on serre l'écrou.

La *main du coupeur de cuir* (fig. 172 et 173) doit pouvoir fixer

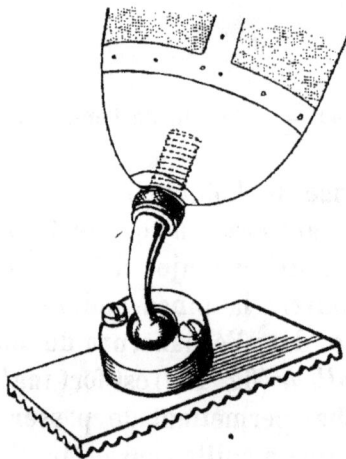

Fig. 171. — La main du coupeur de cuir.

la lame que coupe la main active : elle est constituée par un plateau strié, monté sur une rotule qui permet le pivotement en tous sens, en sorte que la main active peut suivre le trait, souvent sinueux, à découper. Même usage pour maintenir un

papier à dessin, un calibre pour couper un carton, des
feuilles à relier.

Les quelques types que nous venons de choisir parmi les
mains de travail de Boureau suffisent, croyons-nous, à faire
comprendre le principe général de construction : étudier les
mouvements qu'exécute à l'état normal la main passive (donc
en principe la gauche ; la droite chez les gauchers) et établir
un outil en conséquence, la main saine devenant toujours la
main active.

Nous aurions pu multiplier ces exemples. Nous dirons seulement quelques mots sur la *main du mécanicien*, laquelle est

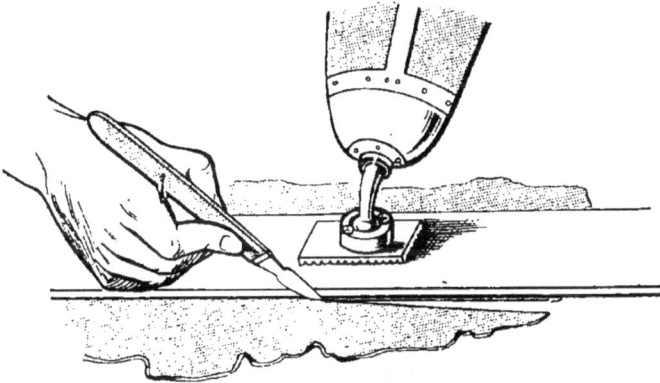

FIG. 172. — La main du coupeur de cuir.

tout simplement une clef anglaise pouvant subir un serrage
instantané et terminée par une pince à dents pour fixer sans
pas de vis les pièces rondes. En effet, pour tous les travaux
de mécanicien (scier, limer, forer, travail au tour, serrage
d'écrou, martelage, forge, repassage), la main gauche n'a qu'à
présenter et à fixer l'objet travaillé. Mieux vaut, pense avec
raison M. Boureau, confier ce rôle à la main artificielle,
plutôt que de s'ingénier à lui faire manier elle-même la scie
ou la lime, selon les dispositifs, mécaniquement intéressants
il est vrai, que nous représentons plus loin (p. 109 et suiv.).

De ces pinces, adaptées à certaines prises spéciales, dérivent
des outils pour les canneurs de chaises, pour les soudeurs,

pour les ouvriers d'usine qui doivent manier des leviers de mise en marche, des freins.

Donc, on étudiera chaque cas particulier, et on munira l'ouvrier d'un ou de plusieurs outils selon ses besoins, en faisant faire les modifications nécessaires, faciles à réaliser, à ceux qui sont déjà construits.

Plusieurs de ces outils sont montés sur rotule, comme nous l'avons dit pour la main du coupeur de cuir : c'est l'intermédiaire entre l'outil fixe et l'outil oscillant dont nous allons parler plus loin.

Boureau conseille de donner à l'avant-bras une longueur telle que la main artificielle ne dépasse pas l'alignement du poignet sain ; le travail est ainsi exécuté avec plus de préci-

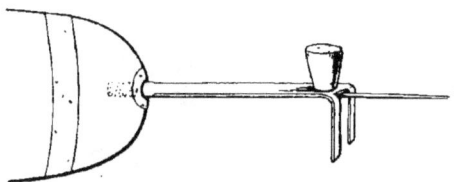

Fig. 173. — Crochet du brossier.

sion. Nous pensons même que, pour la vraie main artificielle, l'application de ce principe, avec une différence de longueur de 3 à 4 centimètres au préjudice du membre amputé, est favorable. Mais il faut alors savoir qu'on se heurte à une petite difficulté, dont nous avons fait l'expérience : l'aspect extérieur sur lequel les voisins font souvent des commentaires en disant et parfois en faisant croire au mutilé que c'est un vice de construction.

Pour certains métiers spéciaux, on peut étudier la question sous un autre angle et faire construire un véritable outil avec lequel sont exécutés, comme par une machine que meut l'avant-bras, les mouvements de l'acte à exécuter. C'est alors, dans ce cas très particulier, une véritable main droite que l'on fait établir.

A l'institution Valentin Haüy, pour aveugles, où existe depuis fort longtemps un atelier de brosserie, nous avons vu fonctionner un outil de ce genre tout à fait ingénieux, combiné de façon à exécuter tout le maniement de la ficelle qui fixe les

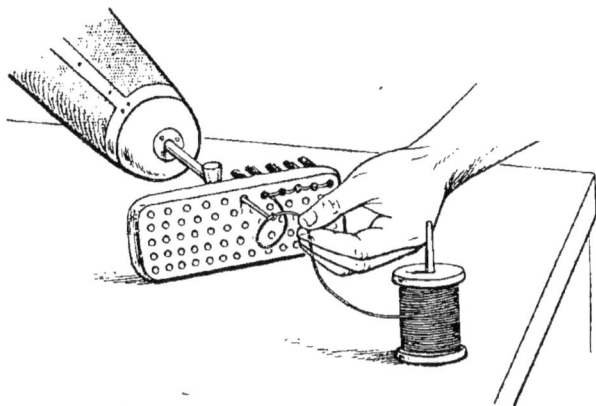

Fig. 174. — 1ᵉʳ *temps* : La ficelle est fixée à l'extrémité du crochet.

petits faisceaux de crins au dos perforé de la brosse. Le résultat est tel qu'un amputé aveugle maniant cet appareil travaille

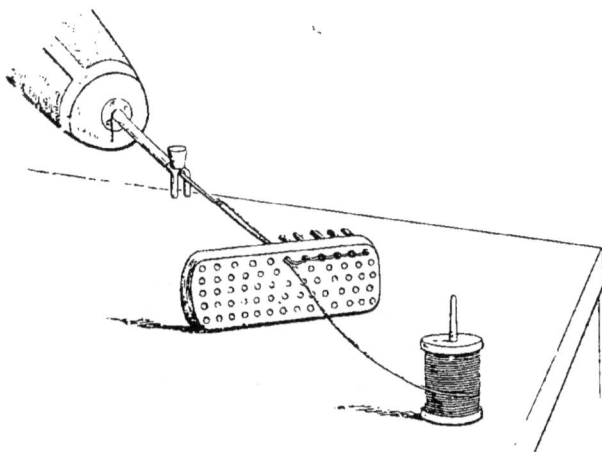

Fig. 175. — 2ᵉ *temps* : La ficelle a traversé le trou de la brosse.

plus vite que ses camarades pourvus de leurs deux mains.

C'est une griffe surmontée d'un petit tronc de cône en forme de dé et prolongée par un crochet (fig. 173).

Dans les deux premiers temps, il enfile le crochet dans un des trous de la plaque de la brosse, il y fixe sa ficelle et l'amène à lui à travers le trou (fig. 174 et 175).

Dans un troisième temps, il place le dé de son instrument

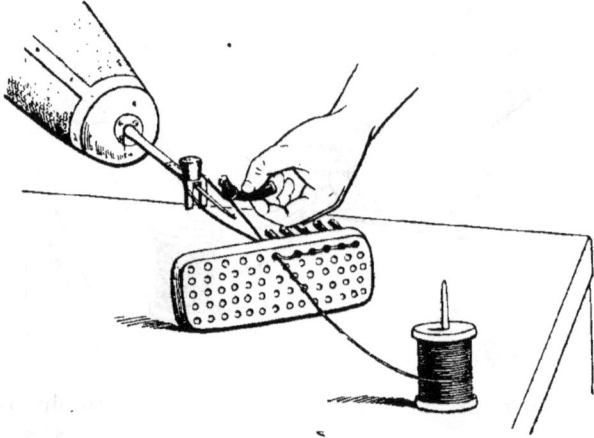

Fig. 176. — 3ᵉ *temps* : Fixation du paquet de fil de crin.

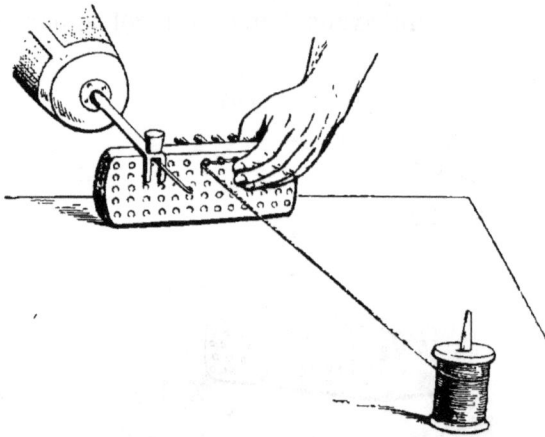

Fig. 177. — 4ᵉ *temps* : Le paquet est amené dans le trou de la brosse.

dans l'anse de la ficelle en même temps que, de la main saine, il noue avec l'un des chefs de l'anse le petit faisceau de crin (fig. 176), qui, dans un quatrième temps, va se fixer dans le trou.

A cet effet, l'amputé attire à lui le balai en l'agrafant avec la griffe (fig. 177).

3° Au lieu d'un outil proprement dit, on peut avoir comme partie démontable un *instrument de prise*, dérivé à vrai dire de l'anneau, où l'on fixe le manche d'un outil.

Les deux principaux modes de prise sont des systèmes à vis et le « nez américain ».

Il suffit de jeter un coup d'œil sur les figures 178 et 179 pour voir comment on assujettit, par une vis à anneau, le manche volumineux d'un outil pesant, destiné à des travaux de force.

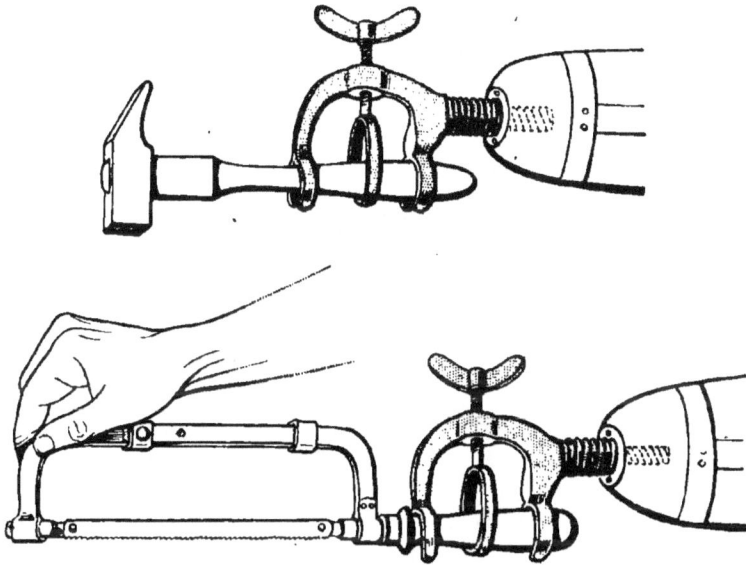

FIG. 178 et 179. — Porte-marteau et porte-scie de Nyrop.

Nous avons vu à Rouen, sur les mutilés et rééduqués belges, un appareil fixateur ingénieux, en T, grâce auquel la queue de l'outil peut être prise soit dans le prolongement de l'axe de l'avant-bras, soit perpendiculairement à cet axe et en dedans de lui. Cela est utile surtout pour manier la lime, que l'on pousse d'une main tandis que de l'autre (dans l'espèce, la main saine) on appuie sur le bout libre ; la plupart du temps, on lime d'avant en arrière, en poussant l'instrument par va-et-vient de la pointe à la base ; mais quelquefois, surtout pour certains polissages finaux, on tient l'outil à deux mains, transversalement.

Quant au « nez américain », il est constitué par deux mors métalliques fixés à un cercle de base à partir duquel ils divergent, comme les pétales d'une corolle très allongée. Autour de ces mors, se mouvant sur un pas de vis situé au-dessus du cercle d'implantation, est un cylindre dont le diamètre est celui de ce cercle d'implantation : quand le

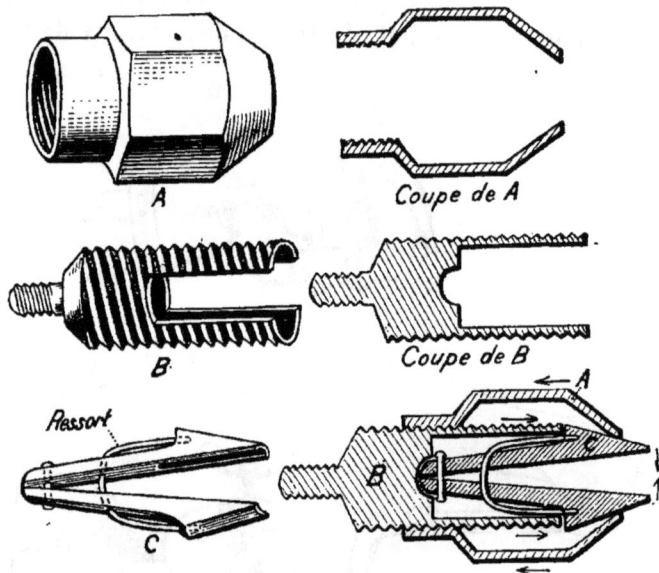

Fig. 180 à 185. — *Le nez américain*. — L'appareil de prise est formé de deux mors à rainure cylindrique verticale (pour saisir un manche), réunis en haut par un collier (fig. 185) et couplés par un ressort C qui les maintient écartés. Cette pince est à l'intérieur d'une pièce B (fig. 182), taraudée extérieurement d'un pas de vis (fig. 182 et 183) autour duquel monte et descend la pièce A (vue d'ensemble fig. 180; coupe, fig. 181); quand elle monte, elle serre sur la partie large des mors et ferme la pince; quand elle descend sur la partie étroite, la pince s'ouvre automatiquement (fig. 185).

cylindre est dévissé à fond, les lames s'écartent et on peut introduire entre elles un manche d'outil; quand on visse le cylindre, il descend sur les mors et les fait serrer du bout sur le manche.

Avec des lames à grand écartement, on peut prendre le manche en bois d'un outil; ou bien, en les écartant moins, on

les adapte à la queue non emmanchée de l'outil (fig. 186 et 187).
Ce mode de montage convient particulièrement aux limes,
dont il est fréquent qu'il faille employer plusieurs modèles
sur une même pièce : le changement est alors très rapide.

Nous répéterons d'ailleurs, à ce sujet, que nous préférons
le principe qui consiste à donner de parti pris au côté amputé
le rôle de la main passive.

b) *Outils à orientation variable*. — Lorsque l'on travaille, il
faut qu'à chaque instant l'orientation du poignet change, par
flexion, extension, pronation, supination, à la fois pour tourner
autour d'un objet et pour rester en bonne direction lorsque les

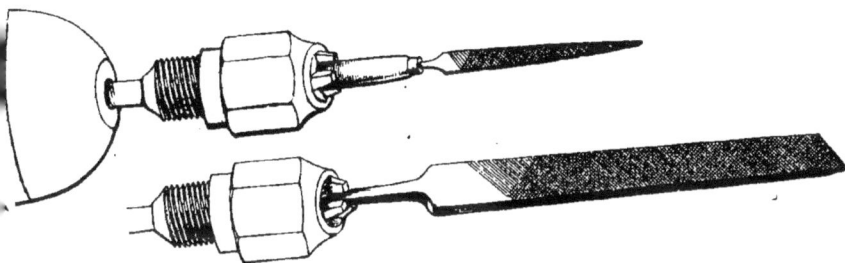

Fig. 186 et 187. — Nez américain porte-lime.

mouvements de l'épaule et du coude font obliquer de façon
variable l'axe de l'avant-bras.

L'ouvrier s'exerce à faire tourner en conséquence, avec la
main saine, la pièce qu'il travaille. Et on joint à cela, au niveau
du poignet, des articulations passives à la faveur desquelles,
appuyé contre la pièce travaillée, l'outil peut prendre l'orientation correspondant à l'inclinaison de l'avant-bras.

Un des mécanismes les plus simples — et un des plus anciens,
car il est dû à Gripouilleau — est celui de *l'anneau de l'agriculteur*, pour saisir et manier un manche de brouette, de
charrue. L'anneau, monté sur tourillons transversaux, oscille
dans un fer à cheval qui tourne circulairement sous la
tige que l'on visse à l'avant-bras; l'anneau est muni d'une
vis que l'on serre à volonté sur le manche saisi et qui d'ailleurs est presque toujours inutilisée (fig. 188 à 190).

La « cloche du wattman », représentée figure 192 est un dérivé de ce principe. Elle oscille sur tourillons transversaux

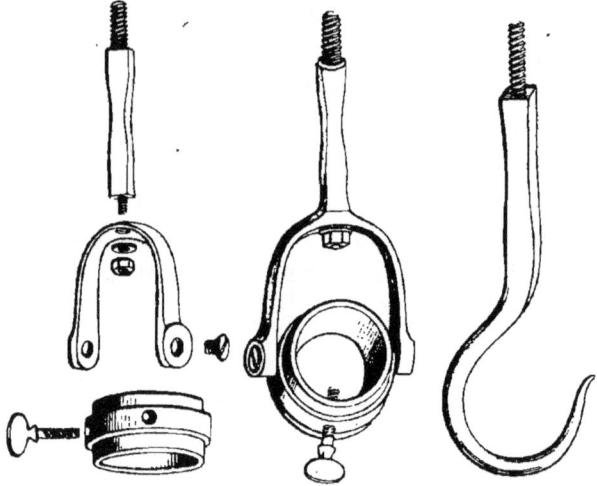

FIG. 188 à 190. — Crochet et anneau d'agriculteur (Gripouilleau).

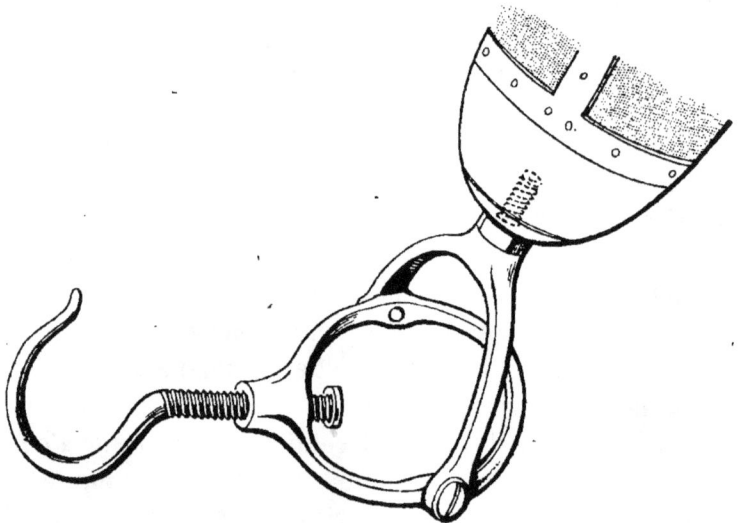

FIG. 191. — Association du crochet et de l'anneau (Boureau).

et l'on voit figures 193 et 194 comment on manie avec élle soit la manette d'un tramway, soit le levier d'une automobile. La rotation du fer à cheval sur l'axe de l'avant-bras est inutile.

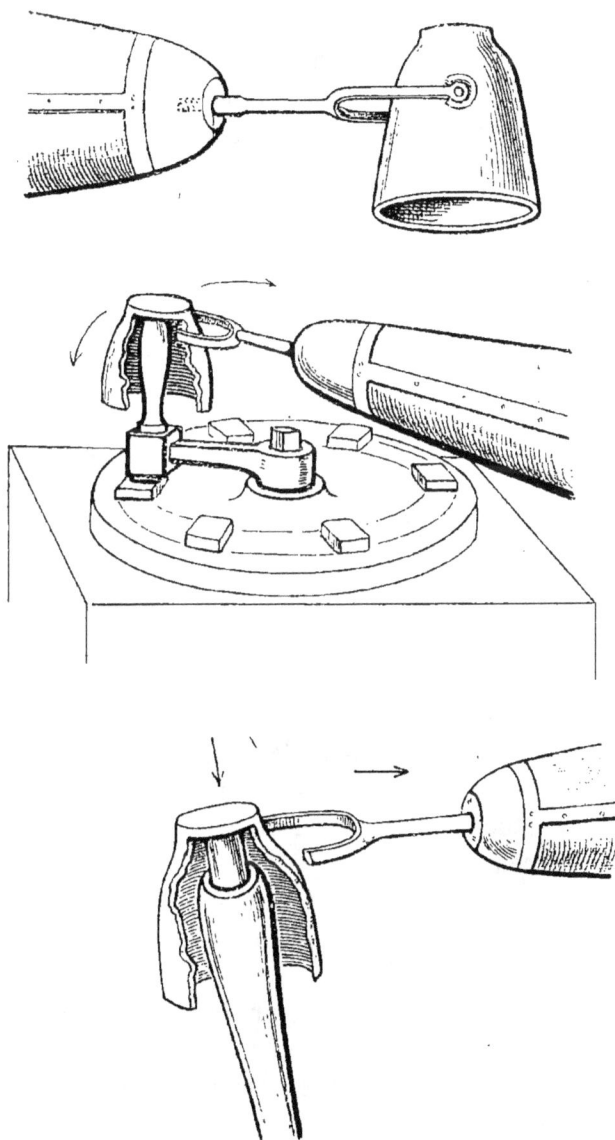

Fig. 192 à 194. — 1. Cloche du wattman et conducteur d'automobile. — 2. Emploi qu'en fait le wattman. — 3. Prise d'un levier d'auto, pression à l'extrémité et traction.

L'articulation en cardan permet, elle aussi, des mouvements en tous sens : elle est constituée par deux demi-cercles
à angle droit, tournant chacun autour d'un axe transversal, les
deux axes étant associés en forme de croix. Nous croyons qu'on
se rend compte du mode de construction et de fonctionnement,
sans autres explications, en regardant les figures 195 et 196, et
197 et 198. Les premières représentent un système à bille

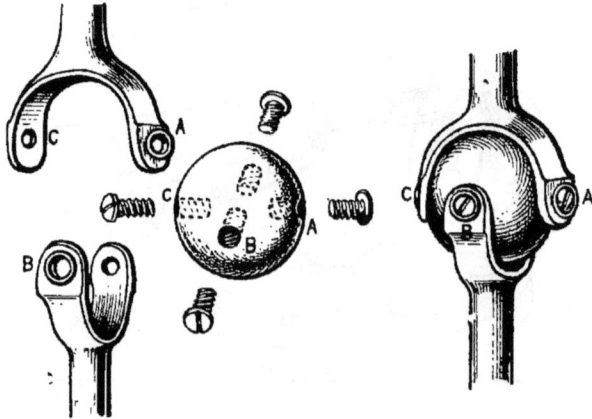

Fig. 195 et 196. — Cardan à bille.

centrale, que l'on trouve dans le commerce tout fait. Les
secondes représentent la cardan simple, presque toujours
employée en orthopédie; c'est un modèle un peu plus encombrant que le premier.

Le porte-bêche (dont la prise pour le manche se comprend
d'un coup d'œil) employé au Centre agricole de Limonest est
monté sur cardan (fig. 199).

On peut bloquer l'articulation par une vis de pression, qui
d'ailleurs s'use vite.

Pour les outils interchangeables, chacun est complet, avec
sa cardan faisant corps avec lui.

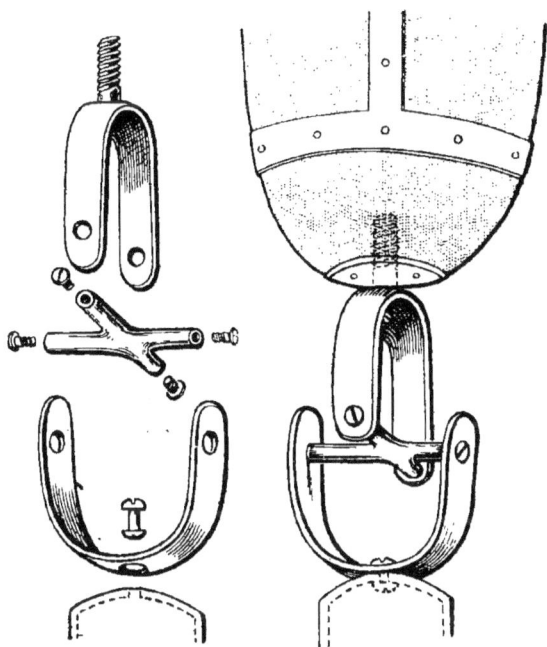

FIG. 197 et 198. — Cardan simple.

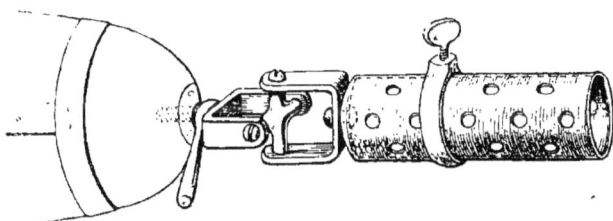

FIG. 199. — Tube porte-bêche du jardinier. Une articulation à cardan permet les mouvements en tous sens.

Les autres systèmes d'articulation passive terminale sont :

1° La noix, dont nous avons déjà parlé à propos des doigts (voy. p. 93) et que l'on peut appliquer au poignet;

2° La baïonnette applicable seulement à certaines mains artificielles n'ayant pas à supporter un effort important.

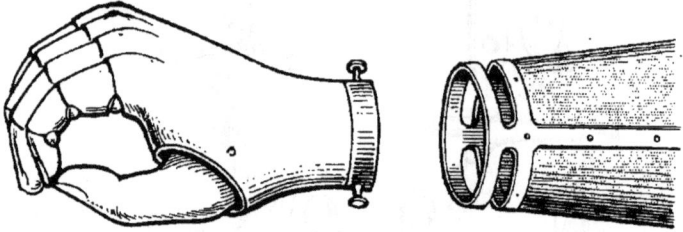

Fig. 200.

La figure 200 fait comprendre ce dernier mécanisme que nous avons appliqué à la main représentée par la figure 148.

CHAPITRE VIII

APPAREILS POUR AMPUTATION DU BRAS

Dans ce chapitre, nous ne parlerons que de l'amputation du bras *au-dessous du tiers supérieur*, c'est-à-dire lorsqu'il y a un moignon assez long pour transmettre des mouvements au cône d'emboîtement. L'amputation intradeltoïdienne doit, pour l'appareillage, être assimilée à la désarticulation de l'épaule.

Au-dessous du cône d'emboîtement est appendu un membre artificiel représentant le coude, l'avant-bras et la main.

Deux types sont à décrire :

1° Le bras artificiel proprement dit, ayant la forme extérieure naturelle du membre ;

2° Le bras ouvrier, véritable outil terminal où l'on ne s'occupe pas de la forme extérieure.

Les considérations relatives au cône d'emboîtement, c'est-à-dire à l'épaulière et au brassard, sont les mêmes pour ces deux types d'appareils.

Point d'appui et cône d'emboîtement. — Le plan acromio-claviculaire est le seul point d'appui possible pour suspendre, avec une épaulière, l'appareil d'un amputé du bras.

La forme générale de cette épaulière, sa fixation par des sangles passant en baudrier sous l'aisselle du côté opposé, sont semblables à celles que nous avons décrites pour les appareils d'avant-bras.

Plus l'épaulière sera large, plus elle s'avancera en avant sur la paroi antérieure de l'aisselle, en haut sur le creux sous-claviculaire, en arrière sur l'omoplate, et plus la suspension sera solide. L'appareil est lourd, il n'a aucun autre soutien que les sangles axillaires. Celles-ci ont donc tendance à être tirées en haut, contre l'aisselle où elles exercent une pression souvent pénible. On évite cet inconvénient en leur adjoignant une courroie verticale qui se boutonne à la ceinture du pantalon.

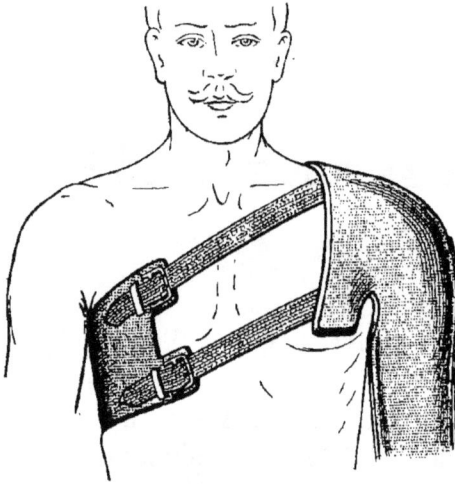

Fig. 201.

Mais si ce large emboîtement thoracique ne met pas grand obstacle aux mouvements du moignon en avant et en arrière, il est évident qu'il empêche le mouvement d'abduction. Ce mouvement, sans doute, est le moins important des deux, mais il faut tâcher cependant de le conserver autant que possible.

On est obligé d'y renoncer pour les moignons courts. Mais, si le moignon est long, et par conséquent n'a pas tendance à sortir du brassard, pour peu que celui-ci descende, on y peut parvenir par deux procédés.

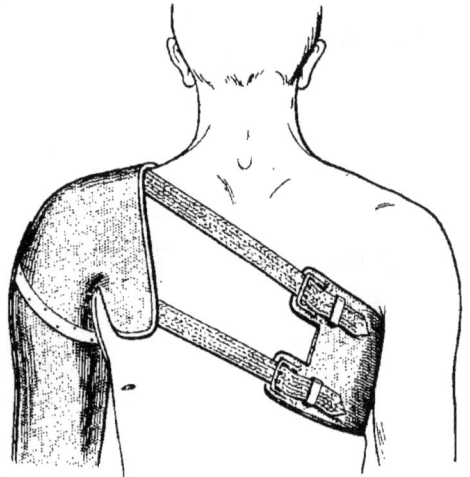

Fig. 202.

Le premier consiste à établir une section, avec articulation sur tourillon, entre le brassard et une large épaulière (voyez p. 78) ; mais l'appareil est lourd et encombrant. D'autre part, si l'abduction est facile à réaliser, les mouvements de prépulsion et de rétropulsion exigent un mécanisme assez fragile ; et enfin la rotation est impossible.

Elle est possible, au contraire, avec l'autre procédé, qui consiste à arrêter l'épaulière à l'alignement vertical de la

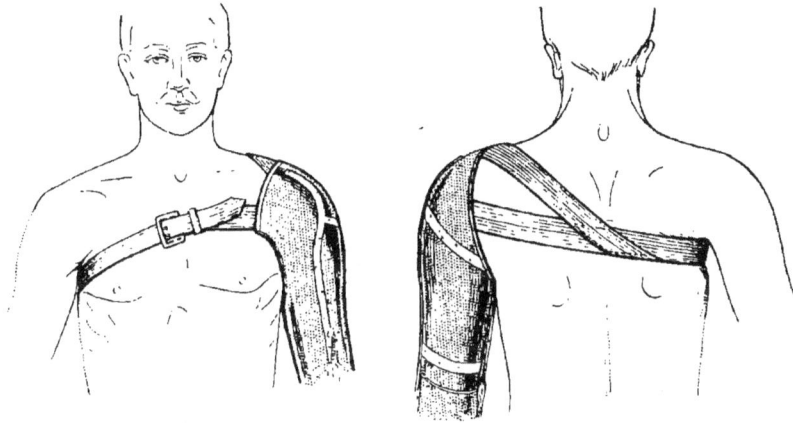

Fig. 203 et 204. — Emboîtement étroit permettant l'abduction.

paroi thoracique de l'aisselle. Si les sangles sont solides et bien ajustées, le résultat est donc meilleur qu'avec l'articulation scapulaire, et par conséquent l'appareil vaut mieux. Nous représentons ici un modèle de sangle qui pour ces cas nous paraît efficace. Du chef postérieur du baudrier ordinaire, part un chef en y qui se fixe au bord supérieur de l'épaulière, au-dessus et en avant de la clavicule ; cela contrebalance suffisamment l'étroitesse de l'emboîtement.

Pour le bras de travail, la solidité exige toujours l'emboîtage large, sans articulation.

Presque toujours continu avec l'épaulière, le brassard est en cuir soutenu par deux attelles.

Le bras artificiel est souvent en abduction sur le tronc, ce qui est gênant. Cela tient quelquefois à un mauvais calcul des aplombs, le brassard n'étant pas d'équerre sur l'épaulière. Mais cela tient aussi à ce que la plupart du temps on donne au brassard une forme cylindrique, en sorte que forcément il s'écarte du tronc; aussi faut-il avoir soin d'aplatir la face interne, qui peut ainsi pendre verticalement le long du tronc.

Les détails de la construction sont différents dans le bras artificiel proprement dit et dans le bras de travail.

§ 1. — *Bras artificiel.*

Le brassard et l'avant-bras sont tous deux en cuir. Il est inutile d'y faire une ouverture à lacer : on enfile le moignon dans le cône, où il n'a pas besoin d'être très serré, puisque, comme nous le disons, cet appareil ne convient pas aux travaux de force.

Ces deux pièces sont munies d'attelles, articulées à tourillon au niveau du coude, et nous avons à étudier :

1° La position des attelles et l'orientation de l'articulation ;

2° La fixation passive en flexion.

1° *Position des attelles.* — Le moignon peut transmettre au brassard les mouvements élémentaires groupés sous le nom de circumduction, mais il n'a aucune prise pour lui imprimer de la rotation.

Aussi est-il mauvais — et cependant presque constant — de placer les attelles brachiales et antibrachiales sur les profils interne et externe du membre. D'où résulte que, puisqu'il n'y a pas de rotation possible, la flexion de l'avant-bras sur le bras s'exerce uniquement dans le plan sagittal du moignon de l'épaule. Or, ce mouvement n'est utilisable qu'exceptionnellement : le coude étant fléchi à angle droit et maintenu dans cette position par une crémaillère, le membre artificiel constitue un crochet auquel on peut suspendre un objet, mais à la condition que l'avant-bras soit transversal, au contact de l'abdomen, et non antéro-postérieur. Il faut donc que la flexion se fasse presque dans le plan frontal (à 20 ou 30° en avant de lui) et non dans le plan sagittal. Comme le brassard n'a pas de rotation active, il faut donc que les attelles soient presque dans le plan sagittal (l'antérieure un peu en dehors, la postérieure un peu en dedans), et non dans le plan frontal.

Dans certains appareils soignés, le brassard est coupé horizontalement au-dessus du coude et entre les deux parties du cylindre est une douille en baïonnette grâce à laquelle, par un mouvement que l'on imprime avec le bras sain, on peut changer l'orientation de la flexion.

2° *Crémaillère pour fixer le coude en flexion*. — Au repos, l'avant-bras doit pendre verticalement. Mais la main n'est utilisable qu'en flexion à angle obtus ou à angle droit, ce dernier cas étant le plus fréquent. Il faut donc qu'en lui donnant, avec le membre sain, l'angulation voulue, le mutilé puisse le fixer en cette attitude.

La fixation est assurée par une crémaillère, assujettie à la face externe du coude, et qu'il faut pouvoir bloquer et débloquer à volonté.

Cette crémaillère est formée d'une pièce métallique plate, prolongée par une queue en dos de fourchette. Le bout de la queue s'articule à tourillon sur l'attelle brachiale, à 3 centimètres environ au-dessus de l'axe du coude. La plaque terminale est percée d'une mortaise (1) rectangulaire, dont un des bords est denté; elle s'applique contre l'attelle antibrachiale, dont un tenon s'engage dans son aire; ce tenon, placé à 6 centimètres au-dessous du coude, a le diamètre des dentelures sur lesquelles il doit s'engrener. Plus la dent engrenée est supérieure et plus la flexion se rapproche de l'angle droit.

La largeur de la mortaise est le double du diamètre du tenon, en sorte que l'appareil joue librement tant que le tenon touche le bord lisse et se fixe dès que le tenon s'approche du bord denté.

---

(1) La mortaise des menuisiers, celle que l'on comprend sous ce nom en langage courant, est un rectangle ouvert par un des côtés; c'est ce que les serruriers appellent une chape, et ils appellent mortaise les jours, sans ouverture latérale, percés dans le métal.

Maintenant, reste à disposer un verrou, manié à travers la manche, pour amener à volonté l'un de ces deux bords au contact du tenon.

Prolongeons la queue de la crémaillère, en arrière de son tourillon brachial, par une tige excentrique, puis installons une traction continue (élastique ou ressort à boudin) entre un bouton situé au bout de cet excentrique et un point quelconque de la face postéro-externe de l'avant-bras. Si la tige est ascen-

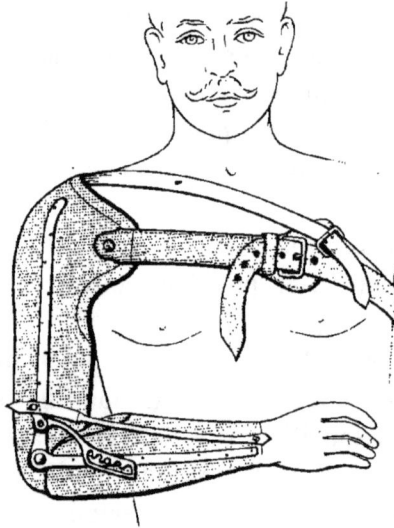

Fɪɢ. 205. — Le coude à crémaillère.

dante, et si les dents de la mortaise sont supérieures (ce qui est le cas de la figure 205), il est évident que, par mouvement de sonnette, la traction élastique qui tire en avant l'excentrique abaisse la crémaillère et met ses dents en prise sur le tenon de l'attelle antibrachiale. Si, au contraire, la tige est descendante, la traction relève les dents, dont l'engrenage sur le tenon cesse. C'est l'inverse si les dents sont inférieures au lieu d'être supérieures.

Cela étant, il n'y a plus qu'à établir un mécanisme qui laisse tourner l'excentrique autour du tourillon brachial, avec une butée qui l'arrête en haut à la verticale, en bas à 45° environ au-dessous de l'horizontale, pour donner, dans ces

deux positions, à la queue de la crémaillère la forme nécessaire en levier coudé.

Un mécanisme fort simple est représenté figures 206 et 207 :
la rondelle articulée de la crémaillère et celle de l'excentrique
(qui la recouvre) portent chacune un épaulement en avant pour

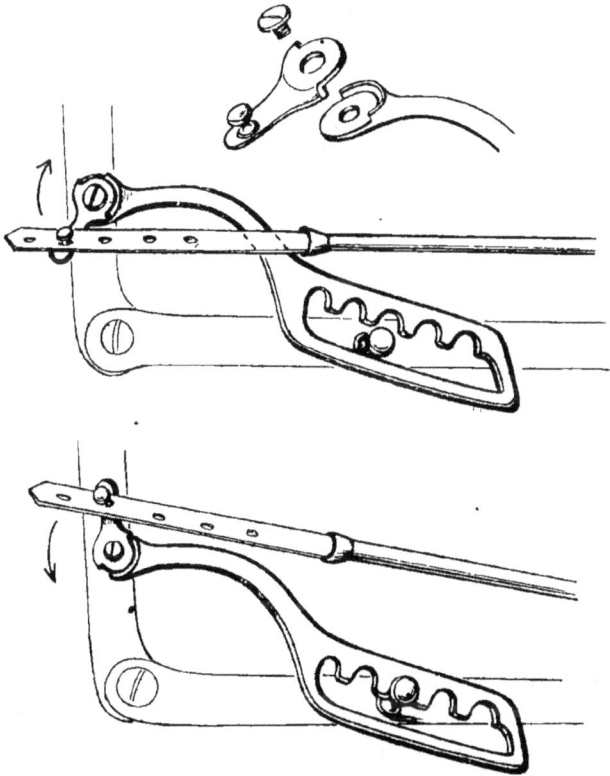

Fig. 206 et 207. — La crémaillère et le jeu du verrou.

la première, en arrière pour la seconde, sur une longueur de
circonférence calculée pour que la butée des deux bouts correspondants ait lieu aux points voulus, en haut et en bas.

On a ainsi un verrou, un loquet que l'on élève ou que l'on
abaisse à volonté avec la main du côté opposé.

Dans le cas particulier que nous avons figuré, la traction est
exercée par une corde élastique, fixée au milieu du dos du
poignet, et terminée en haut par une courroie percée de

trous où s'engage le bouton de l'excentrique. Ce dispositif permet de compter avec l'allongement progressif obligatoire d'un caoutchouc soumis à une tension continue.

Un ressort à boudin de cette longueur, tout le long de la manche, serait trop lourd, s'il était assez puissant. Si l'on veut employer ce mode de traction, il faut fixer les deux bouts d'un ressort vigoureux, l'un à la queue de l'excentrique, l'autre au tenon antibrachial sur lequel mord la crémaillère.

Le tracteur doit être toujours en tension. Comme la distance augmente entre le tourillon brachial et un point quelconque de l'avant-bras à mesure que l'angle du coude s'ouvre davantage, mieux vaut que la crémaillère, à dents supérieures, soit en prise lorsque l'excentrique est en haut et en liberté lorsqu'il est en bas : dans les dispositifs inverses, souvent employés, la tension est considérable (et inutile) lorsque l'avant-bras est vertical, et le mécanisme se fatigue vite.

3° *Main et outil terminal.* — La main, montée au bout de la pièce antibrachiale, est à pouce pinçant, passif ou automoteur. Dans ce dernier cas, si le moignon est assez long pour imprimer au brassard des mouvements de quelque amplitude, le cordon de tirage fonctionne comme il est dit page 91 pour l'amputation de l'avant-bras. A mesure que le moignon est plus court, la part de traction confiée à la prépulsion des épaules, en faisant gros dos, devient prédominante.

On ne fait guère, dans ces conditions, de mains à poignet mobile, sauf des certains appareils de luxe où l'on peut, en outre, articuler les quatre doigts, comme il est dit page 94. Pour la prothèse courante, les mécanismes délicats sont sans utilité pratique.

Il est facile de remplacer la main par un outil interchangeable; mais, lorsque le mutilé doit exécuter un travail réel ce n'est pas la bonne solution.

Le bras à crémaillère, en effet, convient à un employé de bureau par exemple. Mais il n'est pas assez robuste et assez simple pour être compatible avec un véritable métier manuel. Nous pensons que souvent on exagère la valeur fonctionnelle, ouvrière, de la prothèse du membre supérieur, pour amputation du bras surtout; elle est réelle cependant, en particulier pour bien des emplois agricoles. Et alors la petitesse des attelles latérales — et surtout des tourillons transversaux au niveau du coude — correspond à une solidité insuffisante; sans compter avec la délicatesse obligatoire du mécanisme de la crémaillère et de son mouvement à travers la manche par la main saine.

§ 2. — *Bras ouvrier*.

Si l'on veut adapter à un moignon de bras un appareil ayant à la fois de la solidité et de la souplesse, pour exécuter des besognes manuelles, sans doute presque toujours assez grossières mais parfois assez vigoureuses, on doit renoncer à restaurer la forme.

Il faut que la force du moignon soit transmise à l'objet saisi par *une tige rigide* au bout de laquelle est l'outil de prise. On peut, autour de cette tige, pour les jours où on s'habille, adapter un bras de parade, avec main à pince passive du pouce, de même que nous avons adapté une jambe sur pied de parade autour d'un pilon : il suffit de jeter un coup d'œil sur les figures 208 à 210 pour voir comment cela se réalise.

Mais ce n'est, jusqu'à plus ample informé, qu'un accessoire esthétique; le vrai bras de travail est la tige métallique robuste dont nous devons étudier le montage sous le brassard.

1ᵉ *Le brassard*. Nous avons déjà dit qu'il doit se continuer avec une épaulière large, que l'on peut fenêtrer au niveau du moignon de l'épaule pour alléger l'appareil; on sacrifie donc le mouvement d'abduction.

Le brassard est en cuir, ouvert et lacé en avant. Lacé, il est mieux adapté au moignon. Il est soutenu par deux attelles d'acier, que l'on peut mettre dans le plan frontal, puisque, comme nous le verrons, il y a au coude un mouvement de rotation passive.

Ces attelles s'implantent en bas sur la base d'un hémisphère plein, en métal, foré selon son axe d'un trou où est boulonnée la tige qui suspend la tige antibrachiale.

2° *Articulation du coude.* L'avant-bras est un simple cylindre métallique, dont voici les conditions mécaniques de suspension au-dessous du brassard.

Les seuls mouvements que le moignon puisse transmettre au cône d'emboîtement sont le va-et-vient antéro-postérieur, en

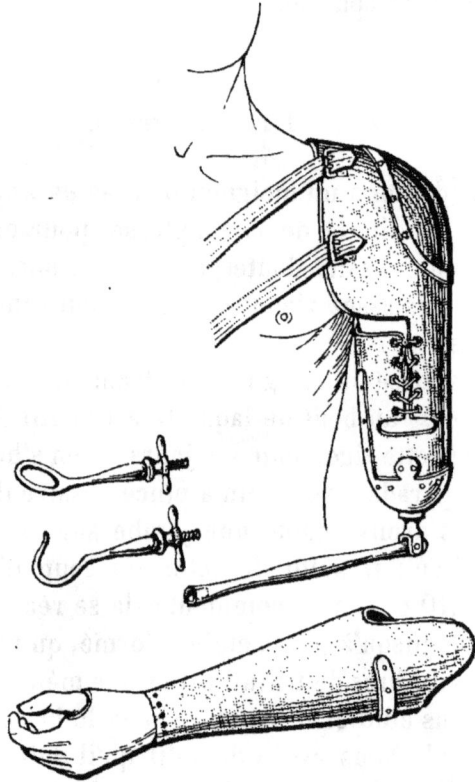

Fɪɢ. 208 et 209. — *Bras ouvrier et bras de parade.*

Le bras ouvrier est une tige qui oscille au coude d'avant en arrière et tourne dans le cône brachial. Au bout de cette tige peut se visser un outil terminal (ici sont représentés crochet et anneau). Autour du bras ouvrier un avant-bras de parade avec main (fig. 209), que l'on voit en place sur la figure 210.

charnière autour de l'épaule; l'abduction et l'adduction. Le premier de ces mouvements est le seul vraiment utilisable pour le travail à l'atelier. Nous n'avons plus ici la poussée de haut en bas que donne l'extension active du coude; pour appuyer sur un objet il faut se servir de la main saine, car la pesée par le poids du corps porté en avant n'est pas à prendre pratiquement en considération.

Dans ces mouvements de va-et-vient — prenons pour type le maniement de la lime — l'angle du coude s'ouvre dans la

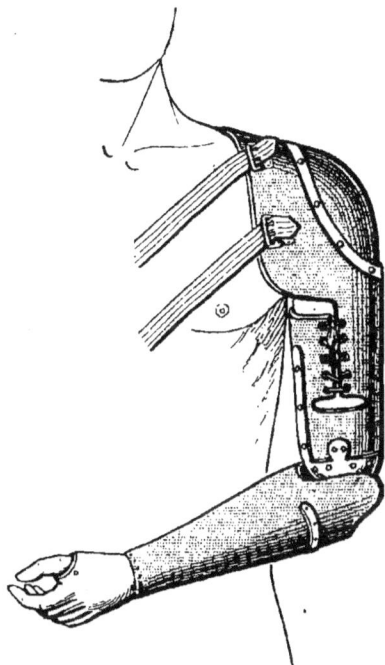

Fig. 210. — Bras de parade mis en place.

propulsion et se ferme dans la rétropulsion du bras; aucun obstacle ne doit être apporté à ces modifications passives de l'angulation, c'est-à-dire que l'avant-bras doit osciller au-dessous du bras autour d'un axe transversal; il doit aussi pouvoir tourner librement autour de l'axe transversal.

Cela est réalisé par le montage pour « bras agricole », qu'il y a une soixantaine d'années Gripouilleau a fait construire, et qui reproduit celui que nous avons représenté pour le montage d'un annean mobile au niveau du poignet; enfilée dans un axe transversal solide, la tige antibrachiale oscille dans une chape, et celle-ci tourne autour d'un boulon solidement assujetti dans l'axe d'un cône en métal ou en bois (1) qui termine le brassard.

Il est évident que la liberté complète de ces mouvements a des inconvénients : l'articulation du coude ne peut en aucun cas prendre une position fixe de résistance passive ; or, en réalité, l'amplitude utilisable de l'oscillation et de la rotation est assez faible. Aussi, a-t-on cherché à établir des mécanismes qui les limitent dans les divers « bras de travail », « bras ouvriers » que l'on a construits et perfectionnés depuis la guerre ; bras dans lesquels la suspension du coude est toujours un dérivé du bras agricole de Gripouilleau. Malheureusement ces mécanismes, où l'on fait entrer des vis de pression, manquent toujours de solidité. Au premier abord, sur un appareil neuf, ils sont séduisants et fonctionnent bien. Mais tous les mécaniciens savent qu'un pas de vis qui travaille ne tarde pas à prendre du jeu et qu'alors la vis ne serre plus.

A l'extrémité, soit d'un bras à forme « naturelle », soit d'un bras de travail réduit à l'état de tige oscillante comme il vient d'être dit, on peut visser, à rechange, un des outils décrits plus haut, à propos de l'amputation de l'avant-bras.

C'est par là que l'on a perfectionné l'ancien « bras agricole » de Gripouilleau, terminé par un anneau ou un crochet interchangeables. Et toute question de rendement industriel mise à part, on a obtenu, par l'ingéniosité de l'outil terminal, des résultats fort intéressants pour diverses professions manuelles.

Pour le motif que nous avons indiqué au montage du coude, les divers essais que l'on a faits pour donner au poignet une orientation mobile mais limitée n'ont pas encore conduit à trouver un appareil de solidité durable. En sorte que, jusqu'à nouvel ordre, nous croyons préférable la fixité de l'appareil terminal.

(1) On a renoncé au bois qu'employait Gripouilleau.

CHAPITRE IX

APPAREILS POUR DÉSARTICULATION
DE L'ÉPAULE
ET AMPUTATION INTRADELTOÏDIENNE

Fonctionnellement, ces deux opérations sont identiques : un petit moignon huméral est incapable de transmettre des mouvements de levier au cône d'emboîtement.

C'est dire que notre appareil sera purement passif et qu'ici il est inutile de chercher un « bras de travail » quelconque. On n'a pour but que de rétablir la forme extérieure, avec un coude à crémaillère. Tout au plus peut-on, par le mouvement de l'épaule opposée, actionner un cordon de tirage adapté à un pouce automoteur : la plupart du temps, on s'en tient au pouce à pince passive.

Nous n'avons rien à ajouter au chapitre précédent sur la forme du coude, de la main.

C'est pour l'emboîtement scapulaire que l'amputation intra-deltoïdienne offre un avantage réel.

Dans ce cas, en effet, la forme du moignon de l'épaule est conservée et la suspension, réalisée comme il est dit pages 77 et 118, assujettit bien l'appareil.

S'il n'y a aucun reste d'humérus, un emboîtement pectoro-dorsal très large est indispensable, et, pour que l'aisselle prenne bien contact avec la base de l'appareil, il est bon de tendre dans l'aire de celle-ci une toile solide.

Ces appareils peuvent servir à fixer un papier sur lequel on écrit ; à porter un paquet (peu pesant) coude fléchi ; à pincer un objet avec le pouce. Un ouvrier, qui se rééduque à une profession manuelle possible pour un manchot, a coutume — ne fût-ce que pour faire des courses — de laisser son bras artificiel dans l'armoire.

CHAPITRE X

QUELQUES PRINCIPES DE RÉÉDUCATION
DES MUTILÉS

Après avoir appareillé un amputé, il faut lui apprendre un métier qui lui permette, joint à sa pension, de gagner sa vie et celle de sa famille. Notre opinion, que nous croyons avoir plusieurs fois exprimée dans le courant de ce volume, est même que l'on ferait bien, presque toujours, de préciser les possibilités professionnelles ultérieures avant de commander le membre artificiel. C'est ce qui n'est peut-être pas toujours compris de la bonne manière, quoiqu'il y ait des centres d'appareillage — et nous n'en voulons pour preuve qu'un récent article de Nové-Josserand et Bouget — où domine cette préoccupation.

Nous ne nous lasserons pas de répéter, en effet, que, si nous devons faire tous nos efforts pour associer la forme à la fonction, le souci de la deuxième doit primer celui de la seconde. Or, il n'est pas toujours facile de faire comprendre aux amputés, et surtout aux gens du monde qui les protègent, que la forme, c'est pour les dimanches et jours de fête ; la fonction, c'est pour les jours où on gagne sa vie.

Ainsi se pose devant nous le grave problème de la rééducation des amputés, ou, d'une manière plus générale, de tous les mutilés. Il mérite que nous en indiquions les principales données, telles qu'on commence à les comprendre.

I

Au début de la guerre, les mutilés en général et les amputés en particulier avaient souvent pour idée de renoncer à tout métier réellement actif et de chercher « une place », en particulier une place de fonctionnaire, sans travail manuel proprement dit. Et il faut reconnaître que les gens du monde, en particulier les dames infirmières, les encourageaient. Il n'est même pas sûr qu'elles y aient toutes renoncé.

On n'a pas tardé à reconnaître « qu'ils sont trop » pour être tous gardiens de square ou huissiers ; qu'ils ne gagneront pas leur vie à fabriquer des dessous de carafe tricolores en ficelle et raphia ou des fleurs artificielles en mie de pain durcie, lorsque seront démodées les « ventes de charité » organisées à leur profit par des âmes sensibles.

L'un de nous a assisté, il y a peu de temps, à la petite scène suivante :

Dans une formation où il y avait deux amputés, l'un de cuisse au quart inférieur, l'autre de jambe à la partie moyenne, tous deux cultivateurs, un homme de lettres des plus distingués et des mieux intentionnés leur demanda ce qu'ils comptaient faire une fois appareillés. Le premier répondit qu'il voulait retourner à la culture ; le second, qu'il ne pourrait jamais, qu'il chercherait « une place ». Notre ami fut très surpris de nous entendre dire qu'il ferait fort mauvaise besogne en usant de son influence pour accéder à ce désir, parce qu'un amputé de jambe pouvait travailler à la campagne presque sans diminution de capacité ouvrière, même avec l'ancien et vulgaire pilon à marche sur le genou fléchi.

Comme le dit fort justement Jean Camus, dans un article récent de *Paris Médical* : « Nous commençons à sortir de cette phase où la rééducation des mutilés était livrée à l'aventure. On sent qu'il faut maintenant éviter ces plaisanteries de bienfaitrices, animées de bonnes intentions, mais irréfléchies, qui sont ravies d'avoir transformé en sténographe un brave cultivateur qui avait de solides attaches à la terre et la possibilité de retourner à elle ; ce sont là des acrobaties absurdes et coupables. »

Il faut donc renoncer à ces fantaisies et coordonner nos efforts en tenant compte de facteurs souvent complexes.

Étant donné un mutilé, notre premier soin doit-être d'éduquer *ad maximum* toutes les parties restantes. Trop souvent on a oublié que, *parmi ces parties restantes, le cerveau joue un rôle capital*, prépondérant même : non seulement parce qu'il est l'organe de la « bonne volonté » sans laquelle toute tentative de rééducation est inopérante ; et aussi parce que, à bonne volonté égale, l'homme intelligent réussira mieux, pourra être adapté à des fonctions plus délicates. « On n'ordonne pas de la physiothérapie, nous dit J. Camus, comme on ordonne de la quinine : le paludéen qui prend ce dernier médicament, qu'il le veuille ou non, en éprouve du bien-être ; le blessé qui fait chaque matin sa séance de mécanothérapie ne guérit pas s'il ne le veut pas. »

C'est ce qu'il est très difficile de faire comprendre aux gens du monde, qui posent toujours en postulatum la bonne volonté du blessé, qui compatissent à toutes ses plaintes, sans se rendre compte du moment où elles dégénèrent en jérémiades quelquefois intéressées.

C'est donc affaire d'examen par un médecin — et par un médecin fort avisé — pour préciser dans quelles conditions physiques et mentales un mutilé peut être rééduqué ; pour lui faire comprendre qu'il a tout intérêt à travailler aussi vite et aussi bien que possible ; que la mendicité est dégradante et surtout qne la charité privée est temporaire et épuisable ; que par conséquent il faut se mettre aussi vite que possible en état de compléter, par un salaire justement gagné, la pension ou gratification, toujours insuffisante pour assurer l'existence.

On n'expliquera jamais assez aux mutilés que, de cette reprise du travail, de l'amélioration fonctionnelle qui en résulte, ils n'ont rien à craindre pour la réduction de leur rente, puisque le taux de celle-ci est basé sur la lésion envisagée en soi et sur le grade, non sur la profession antérieure de l'intéressé :

à grade égal, la pension est égale pour un chirurgien ou pour un avocat amputés d'une main.

Nous luttons ici contre une idée, trop souvent ancrée dans la cervelle des accidentés du travail auxquels les gens, souvent véreux, qui les conseillent, font croire que, s'ils travaillent avant règlement de leur affaire, leur rente sera moindre.

Il faut reconnaître, d'ailleurs, que l'expert civil se trouve souvent en face d'une difficulté : le travail, dans notre législation, ne peut pas — et c'est un tort — être repris partiellement, avec indemnité intermédiaire au demi-salaire initial et à la reprise définitive avec rente définitive. La différence est essentielle avec nos blessés de guerre qui ne peuvent que gagner à une rééducation rapide et complète et qui ont le droit de travailler en tout ou partie, pendant que se règle leur situation légale, avant que la blessure ne soit « consolidée » comme on dit en style juridique, c'est-à-dire avant la cessation de tout traitement.

Il est juste d'ajouter que les blessés ne sont pas seuls responsables et que pendant assez longtemps l'administration a commis une erreur contre laquelle on commence à réagir : ne s'occuper de la rééducation qu'une fois l'état local jugé définitif, la réforme prononcée, l'appareil de prothèse donné.

C'est déplorable à la fois médicalement et socialement.

Médicalement, parce qu'avant le traitement réellement terminé nombreux sont les cas où l'adjonction du travail bien dosé et bien surveillé est une partie importante de ce traitement.

Socialement, parce qu'il faut, par tous les moyens possibles, lutter contre la tendance fréquente du sujet à prendre des habitudes de paresse et d'intempérance.

On l'a compris, et, presque partout aujourd'hui, les blessés militaires peuvent, dans des ateliers annexés aux centres de physiothérapie, recommencer à travailler, à se rééduquer, pendant que l'on continue à les traiter.

Et, à un moment donné, la reprise du travail devient le meilleur des agents thérapeutiques.

Évidemment, elle ne saurait suppléer à certains traitements

spéciaux : à l'électrisation pendant qu'un nerf se régénère ; quelquefois à la balnéation, à des exercices de gymnastique bien réglés. Mais ne croyez-vous pas que le travail, avec ses mouvements actifs continuels, est infiniment supérieur à la mobilisation passive par des appareils, même en principe fort ingénieux ? Et surtout ne croyez-vous pas qu'il constitue une mécanothérapie prolongée pendant une demi-journée ou une journée, autrement efficace qu'une séance d'une heure ou deux par jour ?

C'est en ce sens que l'on s'oriente aujourd'hui : par exemple au Grand Palais, grâce aux efforts de J. Camus, ou encore dans le centre agricole de la XIIIe région sous la direction de Belot et Privat ; et, à un moment donné, on peut suspendre tout traitement, s'en tenir à la reprise exclusive du travail, avec des résultats dont Nepper et Vallée ont constaté l'excellence.

Les ouvriers sont alors susceptibles d'être autorisés à travailler en ville, dans des ateliers privés. Mais jusque-là cette liberté a plus d'inconvénients que d'avantages : un homme à travail trop réduit et surtout un homme qu'il faut rééduquer, n'a pas sa place dans un atelier ordinaire, où en réalité ni le patron, ni un contremaître, ni les camarades n'ont grande tendance à s'occuper de lui.

Tant qu'il y a besoin d'une éducation proprement dite, c'est dans des ateliers spéciaux que devra être incorporé le mutilé, au milieu de camarades estropiés comme lui, dont il constatera les progrès et dont il imitera les efforts, au lieu de se laisser décourager par la comparaison avec des ouvriers valides.

Les Belges, au moins dans un établissement à tous égards remarquable créé à Port-Villerz ; les Autrichiens à Vienne sous la direction de Spitzky, nous apprennent Nové-Josserand et Bouget, ont résolu le problème en ne liquidant la situation militaire qu'une fois acquis le maximum possible de rééducation. C'est, avec évidence, l'intérêt à la fois de l'État et du mutilé : mais chez nous on ne semble pas avoir envisagé dès le début cette solution, et aujourd'hui on craint qu'elle ne s'accorde mal avec l'indépendance habituelle de notre caractère. Ce n'est pas démontré, mais le fait est que l'on a appliqué notre système habituel des petits paquets, en adjoignant aux centres de physiothérapie des centres de rééducation agricole ou industrielle, qui valent, comme rendement, ce que vaut le directeur de la physiothérapie.

Des amputés en particulier, on ne semble pas s'occuper beaucoup en ce sens. Or, il est utile de développer la force et l'agilité de leurs membres restants par des exercices appropriés de gymnastique; d'apprendre à un amputé de jambe, par exemple, à sauter sans appareil, à monter à la corde lisse et à l'échelle; d'exercer la main gauche d'un amputé du bras droit; de donner au moignon toute la force possible en l'entraînant à des mouvements, à des tractions bien combinés. Avec cela, il aurait fallu généraliser la prothèse précoce et provisoire, avec des appareils sans doute grossiers, mais fonctionnellement bons et utiles à l'entraînement à cause de leur lourdeur même.

En ce sens sont fort intéressants des modèles de bras artificiels provisoires qui servent à Nové-Josserand et Bouget dans leur centre de rééducation agricole; et le temps, souvent long, nécessaire à la confection de l'appareil définitif n'est pas perdu dans l'oisiveté, mère de tous les vices.

II

Nous avons dit, au début de ce chapitre, qu'il faut, dans la mesure du possible, apprendre aux mutilés un véritable métier, et non un de ces amusements mondains qui furent pendant un temps à la mode.

Pour le choix de ce métier, notre principe directeur doit être d'orienter l'homme vers tout ou partie de son ancienne profession. Mais encore ne faut-il pas s'obstiner dans ce principe poussé à l'extrême.

Comme le dit très justement Camus, par son travail antérieur l'ouvrier a emmagasiné une quantité de notions dont souvent on ne se rend pas compte — lui-même le premier : manière de choisir, de prendre, d'attaquer les matériaux, d'apprécier leurs qualités et leurs défauts; connaissance de leur prix marchand, de la valeur de la main-d'œuvre, etc.

C'est cela qu'il convient d'utiliser pour le travail futur, mais en sachant, comme le dit M. Bourillon, que la reprise totale de la profession elle-même sera souvent impossible.

Avec les outils que nous avons décrits, un amputé d'avant-bras peut être, par exemple, serrurier et exécuter correctement tous les mouvements du métier. C'est entendu : mais combien de temps va-t-il mettre à fabriquer une pièce, que nous supposons aussi bonne que celle de son voisin? S'il n'a pas de rendement, il ne trouvera pas un patron pour l'employer à la journée. Quant au travail à la tâche, outre qu'il n'est pas en odeur de sainteté parmi ceux qui mènent actuellement les ouvriers, encore faut-il qu'il soit rémunérateur; gagner 3 francs par jour alors que le camarade en gagne 10 ou 12, c'est une solution pratiquement impossible.

Nous connaissons une femme atteinte d'ectromélie congénitale de la main, avec un très court rudiment, peu mobile, de poignet. A l'aide de trucs inutiles à décrire, et sans aucune prothèse, elle enfile son aiguille et elle coud aussi bien, aussi vite que n'importe qui. Ce n'est pas un argument, car : 1° c'est une lésion congénitale et l'on sait l'éducabilité de l'enfant; 2° la femme est extrêmement intelligente, et l'on ne peut malheureusement pas toujours compter sur ce facteur favorable. Et l'on aurait tort d'en conclure que l'on peut diriger vers la couture un amputé du poignet.

N'oublions jamais, en effet, que l'intelligence et la volonté sont ici des facteurs d'importance primordiale. Aussi, pour peu que le mutilé ait de capacité intellectuelle, faut-il profiter de son passage à l'école de rééducation pour lui apprendre à lire, à écrire, à compter s'il est illettré, — chose plus fréquente qu'on ne le croit, — pour le perfectionner dans ses connaissances s'il a déjà un peu d'instruction. C'est en effet par le travail cérébral que beaucoup arriveront à suppléer à leur défectuosité physique.

Prenons, par exemple, un amputé ouvrier du bâtiment. S'il est intelligent et si on lui met le pied à l'étrier en lui donnant l'instruction nécessaire, il pourra devenir petit entrepreneur quand il saura établir des plans, dresser des devis, tenir en ordre une comptabilité.

Cette assertion n'est pas utopique.

Que sont, dans les bourgs et petites villes, bien des entre-preneurs de maçonnerie, peinture, menuiserie, etc. : des ouvriers sans orthographe, mais intelligents, ayant le sens des affaires et la capacité de surveillance ; ils ont quitté la truelle, et vous bâtissent une maison aussi bien — souvent mieux — que beaucoup « d'architectes ». C'est donc en ce sens qu'il convient d'éduquer les ouvriers en bâtiment quand on juge à cela suffisante leur capacité intellectuelle.

Où il n'y a rien, sans doute, le roi perd ses droits. Combien en connaissons nous, dans la vie civile, de ces journaliers à membres intacts qui n'ont jamais pu apprendre un métier proprement dit et qui gagnent cahin-caha leur vie « en faisant ce qui se trouve ». Leur situation devient grave quand ils perdent une partie de leur capacité physique : en s'occupant d'eux cependant, on peut les tirer d'affaire, surtout en les dirigeant vers les travaux agricoles.

C'est en effet pour le retour à la terre que l'on doit s'efforcer d'inciter le mutilé à reprendre son ancien métier ; que l'on doit diriger en ce sens les manouvriers auxquels sera impos-sible, dans l'avenir, le travail d'usine.

Car, avec le bras ouvrier — surtout si on ne le perfectionne pas trop — un nombre considérable de travaux agricoles peuvent être exécutés. Nous ne parlons pas, naturellement, des amputés de jambe, au-dessous du genou : leur utilisation va de soi.

A la campagne, un homme, à vrai dire, ne meurt jamais de faim ; il n'en est pas de même à la ville.

A côté des travaux de culture proprement dits, devenus quel-quefois en partie impossibles, il y a des besognes accessoires bien plus nombreuses et importantes que ne le pensent volon-tiers les citadins. C'est en passant au centre de rééducation agricole, en regardant d'abord, en travaillant ensuite, que le mutilé se rendra compte de ce qu'il peut faire ou ne pas faire, des ressources qu'il pourra tirer de certains actes accessoires, tels que l'élevage des volailles, par exemple, ou l'apiculture.

Et cela n'est pas vrai seulement pour les emplois réellement agricoles.

Autour du métier principal, dont l'ouvrier ne pourra plus exécuter tous les actes avec un rendement suffisant, il pourra exercer une ou deux professions complémentaires, qui à elles seules ne pourraient le faire vivre, mais qui lui constitueront un apport notable.

Dans certains centres de rééducation, on semble avoir une prédilection marquée pour les métiers dont l'apprentissage est court et l'installation peu coûteuse. Or, ces caractéristiques sont celles des métiers qui nourrissent mal l'ouvrier proprement dit, celui qui travaille à la journée dans un atelier grand ou petit.

On a voulu nous démontrer, au début de la guerre, qu'il n'y aurait jamais, à la campagne, assez de ferblantiers, de sabotiers, de cordonniers, de bourreliers.

C'est absolument faux si l'on veut que ces hommes gagnent leur vie avec ce métier, qu'un village ne peut alimenter. C'est exact si, travaillant comme le barbier, cultivateur qui rase à ses moments perdus, ils sont capables d'exécuter de petits travaux, et surtout des réparations, que l'on sera fort heureux de faire faire sur place au lieu d'aller, comme c'est souvent le cas, à plusieurs kilomètres.

Quand le mutilé aura entre les mains ce métier complémentaire, il verra bien, à l'usage, si sa capacité personnelle et les besoins du pays sont compatibles avec son développement.

Mais alors il sera à vrai dire petit patron, ayant à acheter ses outils et ses matières premières, à établir un prix de revient. Or, la grande majorité des ouvriers n'a aucune notion de ces calculs, de cette organisation, indispensables à l'homme qui, même seul, travaille à son compte. On s'occupera donc de cette éducation mentale, commerciale, on étudiera si l'homme est susceptible d'en profiter; on n'aura rien fait d'utile si on envoie dans un hameau un cordonnier incapable de travailler autrement qu'en atelier; et en atelier, à la ville, avec la fabrication industrielle actuelle, le métier est mauvais.

En outre, il faut tenir compte, et beaucoup, des conditions de la vie dans le pays d'origine du mutilé : un Méditerranéen n'a que faire avec la culture des prairies et un Picard avec la fabrication des paniers de canne pour expédition des fleurs.

Le jugement est donc difficile, et pour que le choix soit exercé de façon raisonnable il faut une collaboration attentive du mutilé, du médecin, des chefs d'atelier.

C'est un des motifs principaux, répétons-le, pour lesquels sont utiles les centres de rééducation.

Il y a des hommes débrouillards, nous le savons, qui, sans rien demander à personne, trouvent vite et bien ce qui leur convient. Sur ceux-là, n'ayons pas d'inquiétude.

Pendant que nous soignions sa blessure, un fondeur en métaux des pays envahis, atteint d'une pseudarthrose de l'épaule, a fait venir sa femme et s'est mis à élever des oies. Nous connaissons deux amputés du bras droit, un ouvrier en aéroplanes et un stucateur, qui pendant leur séjour à l'hôpital et avant d'avoir un appareil ont tout seuls appris l'un le dessin industriel, l'autre le dessin d'ornement ; et tous deux, une fois réformés, ont été repris par leur ancien patron, lequel a sans doute conscience d'avoir associé ainsi une bonne action à une bonne affaire.

Mais pour porter un jugement de quelque valeur, il faut se garder de prendre comme point de comparaison les cas de ce genre, en réalité exceptionnels. La plupart des hommes ont besoin d'être guidés.

Le procédé employé au centre belge de rééducation, à Port-Villerz, consiste à laisser le mutilé fréquenter les ateliers à sa guise pendant quelques jours : il voit ce qui s'y passe et ne tarde pas à faire un choix qu'il faut, paraît-il, rarement rectifier.

Nous avons insisté surtout sur les conditions dans lesquelles on peut diriger la rééducation d'un homme amputé ou, d'une manière plus générale, mutilé d'un membre supérieur, pour lequel la reprise du travail en atelier sera souvent impossible.

La question est plus facile à résoudre pour les amputés du membre inférieur : les amputés de jambe peuvent, avec les appareils actuels, travailler debout on peut dire à n'importe quel métier; aux amputés de cuisse conviennent de nombreuses professions manuelles où l'on est assis au moins une partie du temps.

Mais il faut savoir que presque toujours ces professions, qui demandent de l'habileté, ne peuvent s'apprendre que dans des ateliers bien outillés, au prix d'un apprentissage assez long. Il faut deux ou trois ans pour faire un bon mécanicien, un bon horloger, un bon tailleur de verre, etc. Ce n'est pas pour nous arrêter, avec des hommes en moyenne jeunes. La difficulté est d'organiser les ateliers spéciaux, à outillage souvent compliqué, où le mutilé sera tout au moins dégrossi ; car on ne peut songer à l'y faire rester pendant tout le temps nécessaire à une éducation complète.

Qu'il nous soit permis, en terminant, d'attirer l'attention sur la loi de 1831 qui régit l'attribution des pensions de retraite dans les classes correspondant à la perte de deux membres ou à la perte d'un membre. On n'y fait pas de distinction selon le siège de l'amputation.

Or, bien appareillé, un amputé des deux jambes peut gagner un salaire rémunérateur ; un amputé des deux bras est un infirme complet, qui ne peut même pas s'habiller et se débarbouiller seul.

Et parmi les amputés, la différence est considérable entre un amputé de jambe et un amputé de cuisse ; plus considérable encore, au membre supérieur, lorsque sont conservés ou supprimés les mouvements du coude.

La différence encore est grande selon la qualité du moignon et les possibilités correspondantes de l'appareillage.

Il est évidemment impossible d'apprécier avec une précision mathématique tous les degrés d'invalidité, mais les quelques grandes divisions que nous venons d'indiquer pourraient sans peine être prises en considération.

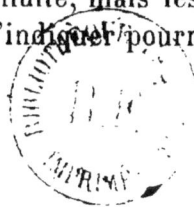

TABLE DES MATIÈRES

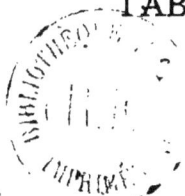

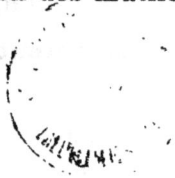

Paris. — L. MARETHEUX, imprimeur, 1, rue Cassette. — 2808.

MASSON ET Cᴵᴱ, ÉDITEURS

LIBRAIRES DE L'ACADÉMIE DE MÉDECINE

120, BOULEVARD SAINT-GERMAIN, PARIS

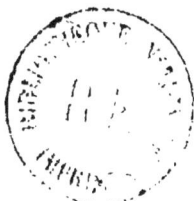

Vient de paraître :

J. TINEL

Ancien chef de Clinique et de Laboratoire de la Salpêtrière,
Chef du Centre Neurologique de la IVᵉ Région.

Les Blessures des Nerfs

Sémiologie des Lésions nerveuses périphériques par Blessures de Guerre

Avec Préface du Professeur J. DEJERINE

1 vol. gr. in-8, de 320 p. avec environ 350 fig. originales. **12 fr. 50**

Cet ouvrage, richement illustré de schémas anatomiques et d'un très grand nombre de photographies, repose sur une observation personnelle de près de 650 cas et s'est enrichi de la connaissance de tous les travaux de Neurologie parus avant et pendant 1916.

On peut dire que la fréquence des blessures des nerfs périphériques a été une des surprises de la guerre, car l'on ne peut guère estimer à moins de 18 à 20 pour 100, les lésions des troncs nerveux dans les traumatismes des membres.

Cette notion est des plus importantes : le diagnostic précoce permettra seul d'apprécier pleinement la gravité et les conséquences de la blessure, et d'instituer un traitement complet. La méconnaissance des lésions nerveuses peut, au contraire, provoquer des appréciations erronées sur le degré de l'impotence et l'avenir du blessé, ou rendre irréparables des paralysies qui auraient dû guérir.

MASSON ET Cⁱᵉ, ÉDITEURS

La Pratique Neurologique

PUBLIÉE SOUS LA DIRECTION DE PIERRE MARIE
Professeur à la Faculté de Médecine de Paris, Médecin de la Salpêtrière

PAR MM.

O. CROUZON, G. DELAMARE, E. DESNOS, G. GUILLAIN, E. HUET,
LANNOIS, A. LÉRI, F. MOUTIER, POULARD, ROUSSY

1 vol. gr. in-8, de 1408 pages, avec 302 fig. Relié toile . . . . **30** fr.

J. DEJERINE

Professeur de clinique des maladies nerveuses à la Faculté de Médecine de Paris,
Médecin de la Salpêtrière, Membre de l'Académie de Médecine

Sémiologie des Affections du Système nerveux

1 fort vol. grand in-8 de 1212 pages, avec 560 figures en noir et en
couleurs et 3 planches hors texte en couleurs. Relié toile . . . **40** fr.
Relié en 2 volumes . . . . **44** fr.

Ce livre est le plus complet des ouvrages écrits en français sur la sémiologie nerveuse. Illustré d'un nombre considérable de photographies, de figures anatomiques en noir et en couleurs, il forme un véritable « musée anatomique et clinique », riche des matériaux amassés par l'auteur et éclairés de sa vaste expérience personnelle.

J. DEJERINE   et   E. GAUCKLER

Les Manifestations Fonctionnelles des Psycho-Névroses

Leur Traitement par la Psychothérapie

1 vol. grand in-8 de 561 pages, avec 1 planche hors texte . . . **8** fr.

MASSON ET Cⁱᵉ, ÉDITEURS

Vient de paraître :

F. BARJON
Médecin des Hôpitaux de Lyon.

Radiodiagnostic des Affections Pleuro-pulmonaires

1 vol. gr. in-8 de 192 pages avec figures dans le texte et 26 planches hors texte . . . . **6** fr.

Cet ouvrage est destiné à servir de guide aux radiologistes et aux médecins pour l'interprétation des images thoraciques.

Le radio-diagnostic pleuro-pulmonaire est un des sujets les plus délicats de la radiologie : c'est celui qui nécessite, de la façon la plus étroite, une collaboration constante avec la clinique, car les images du thorax sont d'une variété infinie.

L'ouvrage du Dʳ Barjon a le mérite de réunir une importante collection de documents radiographiques, tous démonstratifs et choisis pour servir de types. L'interprétation suit, page par page, les photographies et s'accompagne des schémas nécessaires pour les commenter.

Vient de paraître :

Dʳˢ DEVAUX et LOGRE

Les Anxieux

ÉTUDE CLINIQUE
Avec Préface du Dʳ DUPRÉ

1 vol. in-8 de 256 pages . . . . **4** fr. **50**

Cette étude définit et décrit un état original de pathologie mentale, que les observations des services neuro-psychologiques d'armée viennent d'enrichir d'une expérience nouvelle. L'*Anxieux* ne doit être confondu ni avec le neurasthénique ni avec le mélancolique ou l'obsédé : il ne fallait pas moins que les travaux sans nombre des neurologistes et des psychiatres pour dégager nettement cette conception.

MASSON ET Cⁱᵉ, ÉDITEURS

Vient de paraître :

P. RUDAUX
Accoucheur des Hôpitaux de Paris.

Précis élémentaire
d'Anatomie, de Physiologie
et de Pathologie

TROISIÈME ÉDITION REVUE ET AUGMENTÉE

1 vol. in-8 écu de 828 *pages, avec* 580 *figures dans le texte* . . **10 fr.**

Viennent de paraître :

Schémas d'Observations Cliniques
Médicales et Chirurgicales. — Par *J.* DEJERINE

Sept fiches anatomiques 31×36

La fiche. **0 fr. 10** | 50 fiches assorties. **4 fr. 50** | 100 fiches. **8 fr.**

Schéma pour la Localisation des Lésions
du Plexus Brachial. — Par *Henry* MEIGE

1 fiche format 24×33

La douzaine. . . . . **1 fr.**

Schéma pour la Localisation
des Lésions crâniennes

Par *Prof. Pierre* MARIE, FOIX *et* BERTRAND

1 fiche tirée sur papier calque, format 26×21

La douzaine. . . . . **1 fr.**

===== MASSON ET Cⁱᵉ, ÉDITEURS =====

COLLECTION DE
PRÉCIS MÉDICAUX

(VOLUMES IN-8, CARTONNÉS TOILE ANGLAISE SOUPLE)

(Revision de 1914)

Précis de
Pathologie chirurgicale

4 volumes in-8 écu reliés toile souple, comprenant ensemble plus de 4200 pages avec plus de 1500 figures dans le texte.

Viennent de paraître :

TOME I. — Pathologie chirurgicale générale
Maladies générales des Tissus, Crâne et Rachis

PAR MM.

E. JEANBRAU, P. LECÈNE, R. PROUST, L. TIXIER
Professeurs aux Facultés de Paris, de Montpellier et de Lyon.

2ᵉ *édition* (*revision* 1914), 1110 *pages*, 385 *figures*. . . . . . . **10** fr.

TOME II. — Tête, Cou, Thorax

PAR MM.

H. BOURGEOIS
Oto-rhino-laryngologiste
des Hôpitaux de Paris.

CH. LENORMANT
Professeur agrégé
à la Faculté de Paris.

2ᵉ *édition* (*revision* 1914), 1068 *pages*, 320 *figures* . . . . . . **10** fr.

TOME III. — Glandes mammaires, Abdomen
Appareil génital de l'homme

PAR MM.

P. DUVAL, GOSSET, LECÈNE, LENORMANT, E. JEANBRAU
Professeurs agrégés aux Facultés de Paris et de Montpellier.

2ᵉ *édition* (*revision* 1914), 881 *pages*, 352 *figures*. . . . . . . **10** fr.

Paraîtra prochainement :

TOME IV. — Organes génito-urinaires,
Affections des Membres

PAR MM.

P. BÉGOUIN, E. JEANBRAU, R. PROUST, L. TIXIER
Professeurs aux Facultés de Bordeaux, de Montpellier, Lyon et Paris.

2ᵉ *édition* (*revision* 1914), 1200 *pages*, 429 *figures* . . . . . . **10** fr.

MASSON ET Cⁱᵉ, ÉDITEURS
PRÉCIS MÉDICAUX

Aug. BROCA

Vient de paraître :

Professeur d'opérations et appareils
à la Faculté de Médecine de Paris.

Précis

de

Médecine Opératoire

1 *volume in-8 de la COLLECTION DES PRÉCIS MÉDICAUX,* **avec**
510 figures dans le texte. . . . . **9** fr.

Ce précis est un guide pour les étudiants qui préparent
l'épreuve pratique de médecine opératoire. Il comporte
510 figures : les dessins anatomiques sont presque tous de Farabeuf, et reproduisent les superbes planches murales qui servaient
à son enseignement. Quant à la technique opératoire, elle est
documentée par des dessins exécutés d'après la collection de
photographies formée par l'auteur. Une heureuse disposition typographique a placé le texte dans le voisinage immédiat de
l'illustration qui s'y rapporte.

P. POIRIER · Amédée BAUMGARTNER

Professeur d'anatomie à la Faculté de Médecine de Paris, Chirurgien des hôpitaux, Membre de l'Académie de Médecine.

Ancien prosecteur
à la Faculté de Médecine de Paris,
Chirurgien des hôpitaux.

Dissection ═

3ᵉ *édition,* 360 *pages,* 241 *figures*. . . . . **8** fr.

H. ROUVIÈRE

Chef des travaux anatomiques et professeur agrégé à la Faculté de Médecine de Paris.

Anatomie et Dissection ═

Tome I. — **Tête, Cou, Membre supérieur**

431 *pages,* 197 *figures, presque toutes en couleurs.* . . . . . **12** fr.

Tome II (*et dernier*). — **Thorax, Abdomen, Bassin**
Membre inférieur

478 *pages,* 259 *figures*. . . . . **12** fr.

MASSON ET C⁰ˢ, ÉDITEURS
PRÉCIS MÉDICAUX

G.-H. ROGER
Professeur à la Faculté de Paris.

Introduction à l'Etude de la Médecine
5ᵉ édit., 795 p. avec un Index explicatif des termes les plus usités. **10** fr.

J. COURMONT
Professeur à la Faculté de Lyon.

AVEC LA COLLABORATION DE
Ch. LESIEUR et A. ROCHAIX

Hygiène =
810 pages, 227 figures en noir et en couleurs . . . . **12** fr.

Ét. MARTIN
Professeur à la Faculté de Lyon.

Déontologie = et Médecine professionnelle
Un volume de 316 pages . . . . **5** fr.

G. WEISS
Professeur à la Faculté de Paris.

Physique biologique =
3ᵉ édition, 566 pages, 575 figures . . . . **7** fr.

M. LETULLE
Professeur à la Faculté de Paris.

L. NATTAN-LARRIER
Ancien chef de Laboratoire à la Faculté.

Anatomie Pathologique =
TOME I. — Histologie générale. App. circulatoire, respiratoire.
940 pages, 248 figures originales. . . . . **16** fr.
TOME II (et dernier). — En préparation.

Maurice ARTHUS
Professeur à l'Université de Lausanne.

Physiologie =
4ᵉ édition, 930 pages, 320 figures . . . . **12** fr.

M. ARTHUS

Chimie physiologique =
7ᵉ édition, 430 pages, 130 figures, 5 planches en couleurs . . . **7** fr.

E. BRUMPT
Professeur agrégé à la Faculté de Paris.

Parasitologie =
2ᵉ édition, 1011 pages, 698 figures et 4 planches en couleurs. **14** fr.

===== MASSON ET C⁰, EDITEURS =====
PRÉCIS MÉDICAUX

M. LANGERON
Préparateur à la Faculté de Médecine de Paris.

Microscopie =
2ᵉ édition, 820 pages, 292 figures . . . . **12** fr.

A. RICHAUD
Professeur agrégé à la Faculté de Paris.

Thérapeutique et Pharmacologie =
3ᵉ édition, 1000 pages . . . . **12** fr.

P. SPILLMANN   P. HAUSHALTER   L. SPILLMANN
Professeur.   Professeur.   Agrégé à la Faculté de Nancy

Diagnostic médical =
2ᵉ édition, 569 pages, 180 figures . . . . **8** fr.

P. NOBÉCOURT
Agrégé à la Faculté de Paris.

Médecine infantile =
2ᵉ édition, 932 pages, 136 figures, 2 planches. . . . . **14** fr.

KIRMISSON
Professeur à la Faculté de Paris.

Chirurgie infantile =
2ᵉ édition, 796 pages, 475 figures. . . . . **12** fr.

LACASSAGNE
Professeur à l'Université de Lyon.

Médecine légale =
2ᵉ édition, 865 pages, 112 figures et 2 planches. . . . . **10** fr.

V. MORAX
Ophtalmologiste de l'hôpital Lariboisière.

Ophtalmologie =
2ᵉ édition, 768 pages, 427 figures . . . . **14** fr.

E. JEANSELME   E. RIST
Professeur agrégé.   Médecin des hôpitaux.

Pathologie exotique =
809 pages, 160 figures. . . . . **12** fr.

Nouvelles éditions en préparation :

Dermatologie, par J. DARIER. — *Microbiologie clinique*, par F. BEZAN-
ÇON. — *Biochimie*, par E. LAMBLING. — *Examens de Laboratoire*,
par L. BARD.

H. BULLIARD
Préparateur d'histologie à la Faculté
de Paris.

Ch. CHAMPY
Professeur agrégé à la Faculté
de Paris.

Abrégé d'Histologie

Vingt leçons avec notions de technique

Préface du Professeur **A. PRENANT**

I vol. in-8, de 300 pages, 158 figures et 4 planches en couleur, cartonné toile . . . . **6 fr.**

Ce livre n'est ni un traité, ni un manuel d'Histologie ; c'est un abrégé en vingt leçons correspondant à peu près aux séances de travaux pratiques. Chacune d'elles donne à l'étudiant les notions nécessaires pour que ces exercices pratiques prennent toute leur valeur. Mais les auteurs ne se sont pas contentés de décrire des préparations, de mettre des noms sous des images, ils se sont efforcés de montrer l'intérêt des faits qu'ils présentent en rappelant les notions théoriques qui s'y rattachent.

Gustave ROUSSY
Professeur agrégé, Chef des travaux d'anatomie pathologique à la Faculté de Paris.

Jean LHERMITTE
Ancien chef de laboratoire à la Faculté
de Paris.

Les Techniques anatomo-pathologiques du Système nerveux

Anatomie macroscopique et histologique

I vol. petit in-8, de XVI-255 pages, avec figures, cartonné toile. **5 fr.**

Les auteurs enseignent d'abord de quelle façon procéder pour la préparation des centres nerveux — coupes macroscopiques, prélèvement des fragments — en vue des recherches histologiques. Puis ils passent en revue les techniques de fixation, d'inclusion, de coloration, d'imprégnation, etc., des différentes parties du système nerveux. La place de ce livre est sur la table de laboratoire, à côté des fixateurs et des colorants.

MASSON ET Cie, ÉDITEURS

L. LANDOUZY

Professeur à la Clinique Laënnec,
Doyen de la Faculté de Médecine,
Membre de l'Institut.

Léon BERNARD

Agrégé à la Faculté de Médecine
de Paris,
Médecin de l'Hôpital Laënnec.

Anatomie

et

Physiologie Médicales

AVEC LA COLLABORATION DE

MM.^r les Drs Léon BERNARD, GOUGEROT, HALBRON, S. I. DE JONG,
LÆDERICH, LORTAT-JACOB, SALOMON, SÉZARY, VITRY

1 *vol. gr. in-8 de* 650 *pages, avec* 336 *figures en noir et en couleurs,*
6 *planches hors texte, relié toile.* . . . . **20** fr.

O riginal dans sa conception et son exécution, cet ouvrage
présente sur un plan nouveau un ensemble de connaissances jusqu'ici éparses dans des manuels distincts. — Étude à
la fois *morphologique et physiologique* (c'est ce qui fait son originalité), ce volume comporte dans le texte et en planches hors
texte de nombreuses figures.

G. DIEULAFOY

Professeur de clinique médicale à la Faculté de Médecine de Paris,
Médecin de l'Hôtel-Dieu, Membre de l'Académie de Médecine.

Manuel

de

Pathologie Interne

16e *édition,* 4 *vol. in-16 avec fig. en noir et en couleurs, cart.* **32** fr.

MASSON ET Cⁱᵉ, ÉDITEURS

Ch. BOUCHARD

Professeur honoraire de pathologie générale
à la Faculté de Paris.
Membre de l'Académie des Sciences
et de l'Académie de Médecine.

G.-H. ROGER

Professeur de pathologie expérimental
à la Faculté de Paris.
Membre de l'Académie de Médecine,
Médecin de l'Hôtel-Dieu.

Nouveau Traité de
Pathologie générale

Quatre volumes grand in-8, avec nombreuses figures dans le texte, reliés toile.

Volumes parus :

TOME I. — 1 *vol. gr. in-8 de* 909 *pages, relié toile* . . . . . . **22** fr.

Collaborateurs du Tome I : Ch. ACHARD, J. BERGONIÉ, P.-J. CADIOT et H. ROGER, P. COURMONT, M. DUVAL et P. MULON, A. IMBERT, J.-P. LANGLOIS, P. LE GENDRE, F. LEJARS, P. LENOIR, Th. NOGIER, H. ROGER, P. VUILLEMIN.

Matières contenues dans ce volume : *Introduction. — Pathologie comparée de l'homme et des animaux. — Notions de Pathologie végétale. — Étiologie et pathogénie. — Pathogénie générale de l'Embryon; Tératogénie. — L'Hérédité et la Pathologie générale. — Immunités et prédispositions morbides. — De l'Anaphylaxie. — Les Agents mécaniques. — Influence du travail professionnel sur l'organisme. — Les Variations de Pression extérieure. — Actions pathogènes des Agents Physiques. — La lumière. — Les Agents chimiques; Les Caustiques.*

TOME II. — 1 *vol. gr. in-8, de* 1174 *pages,* 204 *fig. Relié toile.* **28** fr.

Collaborateurs du Tome II : Fernand BEZANÇON, E. BODIN, Jules COURMONT, Jules GUIART, A. ROCHAIX, G.-H. ROGER, Pierre TEISSIER

Matières contenues dans ce volume : *Les Intoxications et les Auto-intoxications. — Parasitisme et Infection : Étiologie générale. — Les Bactéries. — Les Champignons parasites de l'Homme. — Biologie et rôle pathogène des Parasites animaux. — La Maladie Infectieuse; Étude pathogénique.*

L'ouvrage sera complet en 4 volumes. On acceptera des souscriptions jusqu'à l'apparition du tome III, au prix de 105 francs.

MASSON ET C⁰⁰, ÉDITEURS

Viennent de paraître :

Dʳ *Alb.* TERSON
Ancien interne des Hôpitaux,
Ancien Chef de Clinique Ophtalmologique
à l'Hôtel-Dieu.

Ophtalmologie

du Médecin praticien

1 *vol. in-8 relié*, 480 *pages*, **348 figures** *et* 1 *planche* . . . . **12** fr.

Dʳ *G.* LAURENS

Oto - Rhino - Laryngologie

du Médecin praticien

DEUXIÈME ÉDITION

1 *vol. in-8 relié*, 448 *pages*, **393 figures** *dans le texte*. . . . **10** fr.

Ces deux ouvrages ne sont pas des livres de spécialistes. Ils sont écrits pour *tous* les médecins qui, dans la clientèle ou l'hôpital (maladie, accident ou blessure), sont contraints *tôt ou tard* de voir *les premiers*, et *seuls*, un œil, une oreille, un nez, une gorge malades. — Les ouvrages des Dʳˢ TERSON et LAURENS disent au praticien ce qu'il faut observer ou entreprendre et *jusqu'où* l'intervention lui appartient.

Ces deux livres contiennent un très grand nombre de croquis et de schémas (**plus d'une figure par page**). Texte et figures se complètent et se commentent.

MASSON ET Cⁱᵉ, ÉDITEURS

A. CHAUFFARD
Professeur de Clinique médicale à la Faculté de Médecine de Paris.

Leçons

sur la

Lithiase Biliaire

1 *vol. in-8 de* 242 *pages avec* 20 *planches hors texte, relié toile.* **9 fr.**

F. BEZANÇON	S. I. DE JONG
Professeur agrégé à la Faculté de Médecine de Paris, Médecin des Hôpitaux.	Ancien chef de clinique à la Faculté de Médecine de Paris.

Traité

de l'examen des crachats

Etude Histochimique

Cytologique, Bactériologique et Chimique

1 *vol. in-8 de* 411 *pages, avec* 8 *planches en couleurs.* . . . . . **10 fr.**

Antoine FLORAND	Max FRANÇOIS	Henri FLURIN
Médecin de l'hôpital Lariboisière.	Assistant de consultation à l'hôpital St-Antoine.	Médecin des Eaux de Cauterets.

Les Bronchites chroniques

Leur traitement

1 *vol. in-8 de* VIII-351 *pages*. . . . . **4 fr.**

MASSON ET C⁰, ÉDITEURS

G.-M. DEBOVE
Doyen de la Faculté de Médecine de Paris.

Ch. ACHARD
Professeur à la Faculté.

J. CASTAIGNE
Professeur agrégé à la Faculté.

Manuel des
Maladies du Foie
et des Voies Biliaires

Par J. CASTAIGNE et M. CHIRAY

1 **vol.** de 884 pages, avec 300 *figures dans le texte* . . . . . . **20** fr.

Manuel des
Maladies du Tube digestif

TOME I : *BOUCHE, PHARYNX, ŒSOPHAGE, ESTOMAC*
par G. PAISSEAU, F. RATHERY, J.-Ch. ROUX

1 vol. *grand in-8, de* 725 *pages, avec figures dans le texte* . . **14** fr.

TOME II : *INTESTIN, PÉRITOINE, GLANDES SALIVAIRES,
PANCRÉAS*
par M. LOEPER, Ch. ESMONET, X. GOURAUD, L.-G. SIMON,
L. BOIDIN et F. RATHERY

1 vol. *grand in-8, de* 810 *p., avec* 116 *figures dans le texte* . . **14** fr.

Manuel des
Maladies de la Nutrition
et Intoxications

par L. BABONNEIX, J. CASTAIGNE, Abel GY, F. RATHERY

1 **vol.** *grand in-8,* 1082 *p., avec* 118 *fig. dans le texte* . . . **20** fr.

MASSON ET C⁰, EDITEURS

Vient de paraître :

Gaston **LYON**

Ancien chef de clinique médicale à la Faculté de Médecine de Paris.

Traité élémentaire
de Clinique thérapeutique

NEUVIÈME ÉDITION, REVUE ET AUGMENTÉE

ı *fort volume gr. in-8 de* xıı-1791 *pages, relié toile* . . . . . . **28 fr.**

L e *Traité de Clinique Thérapeutique* est un ouvrage classique. La neuvième édition qui se présente aujourd'hui au public a été considérablement remaniée. Parmi les chapitres refondus, signalons ceux qui traitent de : maladies de l'œsophage ; entéro-colites ; dysenteries ; constipation ; ictères ; hémoptysie ; mal de Bright ; albuminuries ; typhoïdes et paratyphoïdes : syphilis, etc., etc...

Vient de paraître :

G. LYON

Ancien chef de clinique
à la Faculté de Médecine de Paris.

P. LOISEAU

Ancien préparateur
à l'École supérieure de Pharmacie de Paris.

Formulaire Thérapeutique

COMFORME AU CODEX DE 1908

AVEC LA COLLABORATION DE MM.

L. DELHERM et Paul-Émile LÉVY.

Dixième édition, entièrement revue et augmentée en 1916

ı *volume in-18 sur papier indien* très mince, *relié maroquin.* **9 fr.**

C et ouvrage dont la neuvième édition avait paru à la veille de la guerre s'est, malgré et pendant les hostilités, rapidement épuisé. La dixième édition, mise au point par les auteurs, comporte de profondes modifications. Toutes les marques allemandes ont été supprimées ; celles qui désignent les produits devenus classiques ont été signalées et soigneusement accompagnées de leur équivalent français, de manière à guider les médecins dans la rédaction de leurs ordonnances.

MASSON ET Cⁱᵉ, ÉDITEURS

G.-M. DEBOVE
Doyen honoraire de la Faculté de Médecine,
Membre de l'Académie de Médecine.

A. SALLARD
Ancien interne
des Hôpitaux de Paris.

Traité Elémentaire de Clinique Médicale

1 *vol. grand in-8 de* 1296 *pages, avec* 275 *figures, relié toile*. **25 fr.**

Condenser en un volume les principales notions théoriques et pratiques nécessaires au diagnostic, tel est le but de ce livre. Outre la description des procédés de recherche et d'exploration par lesquels le médecin s'efforce d'arriver à la rigueur scientifique, les auteurs y exposent, avec l'étude générale des grands syndromes propres à chacun des appareils organiques, le tableau clinique de chaque maladie. — L'étiologie n'a été traitée que dans la mesure où elle est susceptible de venir en aide au diagnostic.

G.-M. DEBOVE
Doyen honoraire de la Faculté
de Médecine,
Membre de l'Académie de Médecine.

G. POUCHET
Professeur de Pharmacologie
et Matière médicale à la Faculté de Médecine,
Membre de l'Académie de Médecine.

A. SALLARD
Ancien interne des Hôpitaux de Paris.

Aide-Mémoire de Thérapeutique

2ᵉ ÉDITION CONFORME AU CODEX DE 1908

1 *vol. in-8 de* 912 *pages, imprimé sur 2 colonnes, relié toile*. . **18 fr.**

Cet ouvrage réalise sous un volume restreint, un titre modeste et la forme particulièrement commode d'un dictionnaire, la réunion de deux livres également indispensables : le formulaire pharmacologique et la thérapeutique pratique. On y trouve, classés par ordre alphabétique : 1° le *traitement de toutes les affections médicales*; 2° les *agents thérapeutiques principaux, médicaments et agents physiques*; 3° les *principales stations hydrominérales* et *climatériques*; 4° l'exposé des *connaissances essentielles en hygiène et en bromatologie*.

MASSON ET Cⁱᵉ, ÉDITEURS

BIBLIOTHÈQUE DE
THÉRAPEUTIQUE CLINIQUE
à l'usage des Médecins praticiens

P. LE GENDRE
Médecin de l'Hôpital Lariboisière.

A. MARTINET
Ancien interne des Hôpitaux de Paris.

Thérapeutique Usuelle

des Maladies de la Nutrition

1 vol. in-8 de 429 pages . . . . **5 fr.**

Alfred MARTINET

Thérapeutique Usuelle

des Maladies de
l'Appareil Respiratoire

1 vol. in-8 de IV-295 pages, avec figures, broché . . . . . . **3 fr. 50**

P. LE GENDRE et **A. MARTINET**

Les Régimes usuels

1 vol. in-8 de IV-434 pages, broché. . . . . **5 fr.**

Régimes : à l'état normal ; systématiques ;
dans les maladies. Alimentation artificielle.

Clinique Hydrologique

Par les Dʳˢ F. BARADUC, Félix BERNARD, M. E. BINET, J, COTTET,
L. FURET, A. PIATOT, G. SERSIRON, A. SIMON, E. TARDIF.

1 vol. in-8 de X-636 pages. . . . . **7 fr.**

Pr. nᵒ 806   2

MASSON ET Ce, ÉDITEURS
THÉRAPEUTIQUE CLINIQUE

Alfred MARTINET

Les Médicaments usuels

QUATRIÈME ÉDITION, ENTIÈREMENT REVUE

1 *vol. in-8 de* 609 *pages, avec figures dans le texte* . . . . . . **6** fr.

Alfred MARTINET

Les Aliments usuels

Composition — Préparation

DEUXIÈME ÉDITION, ENTIÈREMENT REVUE

1 *vol. in-8 de* viii-352 *pages, avec figures* . . . . **4** fr.

Les Agents physiques usuels

(Climatothérapie — Hydrothérapie — Crénothérapie
Thermothérapie — Méthode de Bier — Kinésithérapie
Électrothérapie. — Radiumthérapie.)

Par les Drs A. MARTINET, A. MOUGEOT, P. DESFOSSES, L. DUREY,
Ch. DUCROCQUET, L. DELHERM, H. DOMINICI

1 *vol. in-8 de* xvi-633 *pages, avec* 170 *fig. et* 3 *planches hors texte.* **8** fr.

J. BROUSSES

Ex-répétiteur de Pathologie chirurgicale à l'Ecole du service de santé militaire,
Lauréat de l'Académie de Médecine, Membre correspondant de la Société de Chirurgie

Manuel technique
de Massage

QUATRIÈME ÉDITION, REVUE ET AUGMENTÉE

1 *vol. in-16, de* 455 *pages, avec* 72 *figures dans le texte, cartonné.* **5** fr.

MASSON ET Cⁱᵉ, ÉDITEURS

Vient de paraître :

Alfred MARTINET

Eléments de Biométrie

1 vol. grand in-8 de 192 pages, avec 72 figures et nombreux tableaux dans le texte. **4** fr.

Alfred MARTINET

Clinique et Thérapeutique Circulatoires

1 vol. in-8 de 584 pages, avec 222 figures dans le texte. . . . **12** fr.

Alfred MARTINET

Pressions artérielles et Viscosité sanguine

CIRCULATION — NUTRITION — DIURÈSE

1 vol. in-8 de 273 pages, avec 102 figures en noir et en couleurs. **7** fr.

Dʳ Francis HECKEL

Culture physique et Cures d'exercice

1 vol. in-8 de 624 pages, avec 24 planches . . . . **10** fr.

Ce livre est un exposé pratique des techniques de culture physique et des procédés d'entraînement corporel — qui se complète heureusement par une méthode générale de traitement d'un certain nombre d'affections où la valeur des cures d'exercice est manifeste.

MASSON ET C⁰, EDITEURS

E. FORGUE
Professeur de Clinique chirurgicale
à la Faculté de Médecine de Montpellier.

E. JEANBRAU
Professeur agrégé
à la Faculté de Médecine de Montpellier.

Guide pratique du Médecin
dans les
Accidents du Travail
LEURS SUITES MÉDICALES ET JUDICIAIRES

TROISIÈME ÉDITION AUGMENTÉE ET MISE AU COURANT DE LA JURISPRUDENCE
Par M. MOURRAL
Conseiller à la Cour de Rouen.

I *vol. in-8 de* XXIV-684 *pages, avec figures, cartonné toile* . . . **9 fr.**

C et ouvrage est un livre *pratique*, adapté aux besoins des praticiens, et destiné à répondre à *toutes* les questions que posent les rencontres fortuites de la clientèle. — C'est un ouvrage d'*ensemble* qui traite aussi bien du point de vue médical que de celui de la Jurisprudence.

Traité
des Maladies de l'Enfance

PUBLIÉ SOUS LA DIRECTION DE

J. GRANCHER
Professeur à la Faculté de Médecine de Paris,
Membre de l'Académie de Médecine,
Médecin de l'Hôpital des Enfants-Malades.

J. COMBY
Médecin de l'Hôpital des Enfants-Malades,
Médecin du Dispensaire pour les Enfants
de la Société Philanthropique.

DEUXIÈME ÉDITION, ENTIÈREMENT REFONDUE

5 *forts volumes gr. in-8 avec figures dans le texte* . . . . . **112 fr.**

C e Traité considérable, dont le succès a rapidement épuisé la première édition, a été mis au courant des progrès de la pédiatrie. L'autorité, le nombre et l'étendue de ses articles en font un guide complet entre tous, aussi sûr pour l'homme de cabinet que pour le médecin praticien.

===== MASSON ET Cⁱᵉ, ÉDITEURS =====

Vient de paraître :

Jules COMBY
Médecin de l'hôpital des Enfants-Malades.

Deux cents
Consultations médicales
Pour les Maladies des Enfants

5ᵉ *édition.* 1 *vol. in-16, cartonné toile.* . . . . **3 fr. 50**

L a 4ᵉ édition de ce vade-mecum de poche a été méthodiquement complétée : ce petit livre néglige les curiosités cliniques. Ce qui intéresse le praticien, c'est la maladie commune, banale, et cet aide-mémoire contient, classé par ordre alphabétique, tous les renseignements pratiques nécessaires.

P. NOBÉCOURT
Professeur agrégé à la Faculté de Médecine de Paris, Médecin des hôpitaux.

Conférences pratiques
sur l'Alimentation
des Nourrissons

2ᵉ *édition.* 1 *vol. in-8 de 373 pages, avec 33 fig. dans le texte.* . **5 fr.**

A. LESAGE
Médecin des hôpitaux de Paris.

Traité
des Maladies du Nourrisson

1 *vol. in-8 de* vi-736 *pages, avec 68 figures dans le texte.* . . . . **10 fr.**

L e nourrisson a une vie particulière et une pathologie spéciale. Pour les connaître, il faut comprendre le fonctionnement normal et pathologique de son organisme. L'ouvrage du Dʳ Lesage se place exclusivement à ce point de vue et éclaire, par les données acquises de la physiologie du nourrisson, la thérapeutique de ses maladies.

MASSON ET C⁰, ÉDITEURS

A. PRENANT

Professeur
à la Faculté de Paris.

P. BOUIN

Professeur agrégé
à la Faculté de Nancy.

L. MAILLARD

Chef des travaux de Chimie biologique à la Faculté de Médecine de Paris

Traité d'Histologie

Tome I. — *CYTOLOGIE GÉNÉRALE ET SPÉCIALE*

1 *vol. gr. in-8, de* 977 *p., avec* 791 *fig. dont* 172 *en couleurs.* **Épuisé**

Tome II. — *HISTOLOGIE ET ANATOMIE*

1 *vol. gr. in-8, de* XI-1199 *p., avec* 572 *fig. dont* 31 *en couleurs.* **50 fr.**

P.-J. MORAT

Professeur
à l'Université de Lyon.

Maurice DOYON

Professeur adjoint à la Faculté
de Médecine de Lyon.

Traité de Physiologie

Tome I. — **Fonctions élémentaires.** — Prolégomènes. Contraction.
— Sécrétion, milieu intérieur, avec 194 figures . . . . . **15 fr.**
Tome II. — **Fonctions d'innervation**, avec 263 figures . . **15 fr.**
Tome III. — **Fonctions de nutrition**. — Circulation. — Calorifica-
tion. . . . . **12 fr.**
Tome IV. — **Fonctions de nutrition** (*suite et fin*). — Respiration,
excrétion. — Digestion, absorption, avec 167 figures. . . . **12 fr.**

En préparation :

Tome V et dernier. *Fonctions de relation et de reproduction.*

P. ACHALME

Directeur du Laboratoire colonial du Muséum, Ancien chef de clinique
à la Faculté de Médecine de Paris.

Electronique et Biologie

**Études sur les actions catalytiques, les actions diastasiques
et certaines transformations vitales de l'énergie**

1 *volume gr. in-8 de* 728 *pages* . . . . **18 fr.**

Cet ouvrage s'adresse aux médecins, aux biologistes et aux chimistes, mais sera lu utilement par les physiciens et les philosophes. Il ne réclame pour être compris du lecteur qu'une culture générale tout à fait élémentaire.

Son but est d'indiquer aux personnes qui s'intéressent à la biologie et à la chimie les applications possibles, à ces deux sciences, des nouvelles données physiques et principalement de la notion de l'électron.

MASSON ET C⁽ᵉ⁾, ÉDITEURS

A. LAVERAN

Professeur à l'Institut Pasteur,
Membre de l'Institut
et de l'Académie de Médecine.

F. MESNIL

Professeur
a l'Institut Pasteur.

Trypanosomes
et Trypanosomiases

DEUXIÈME ÉDITION, ENTIÈREMENT REFONDUE

1 *vol. gr. in-8 de* VIII-1000 *pages, avec* 198 *figures dans le texte et une planche hors texte en couleurs.* . . . . **25** fr.

R. SABOURAUD

Directeur du Laboratoire Municipal à l'Hôpital Saint-Louis.

Maladies du Cuir Chevelu

TOME I. — *Les Maladies Séborrhéiques : Séborrhées, Acnés, Calvitie.*
1 *vol. gr. in-8, avec* 91 *figures en noir et en couleurs* . . . . **10** fr.

TOME II. — *Les Maladies desquamatives : Pityriasis et Alopécies pelliculaires*
1 *vol. gr. in-8, avec* 122 *figures en noir et en couleurs* . . . **22** fr.

TOME III. — *Les Maladies cryptogamiques : Les Teignes*
1 *vol. gr. in-8, de* VI-855 *pages, avec* 433 *fig. et* 28 *planches*. . **30** fr.

La Pratique Dermatologique

PUBLIÉE SOUS LA DIRECTION DE·MM.

Ernest BESNIER, L. BROCQ, L. JACQUET

PAR MM.

AUDRY, BALZER, BARBE, BAROZZI, BARTHÉLEMY, BÉNARD, Ernest BESNIER, BODIN, BRAULT, BROCQ, DE BRUN, COURTOIS-SUFFIT, DU CASTEL, CASTEX, DARIER, DEHU, DOMINICI, DUBREUILH, HUDELO, JACQUET, JEANSELME, LAFFITTE, LENGLET, LEREDDE, MERKLEN, PERRIN, RAYNAUD, RIST, SABOURAUD, SÉE, THIBIERGE, TRÉMO-LIÈRES, VEYRIÈRES

4 *volumes reliés, avec figures et* 89 *planches en couleurs*. . . **156** fr.

TOME I : **36** fr. — TOMES II, III, IV, chacun : **40** fr.

MASSON ET Cⁱᵉ, ÉDITEURS

P. POIRIER — A. CHARPY

Traité d'Anatomie Humaine

NOUVELLE ÉDITION, ENTIÈREMENT REFONDUE PAR

A. CHARPY *et* **A. NICOLAS**
Professeur d'Anatomie à la Faculté
de Médecine de Toulouse.

Professeur d'Anatomie à la Faculté
de Médecine de Paris.

O. AMOEDO, ARGAUD, A. BRANCA, R. COLLIN, B. CUNÉO, G. DELAMARE, Paul DELBET, DIEULAFÉ, A. DRUAULT, P. FREDET, GLANTENAY, A. GOSSET, M. GUIBÉ, P. JACQUES, Th. JONNESCO, E. LAGUESSE, L. MANOUVRIER, P. NOBÉCOURT, O. PASTEAU, M. PICOU, A. PRENANT, H. RIEFFEL, ROUVIÈRE, Ch. SIMON, A. SOULIÉ, B. de VRIESE, WEBER.

MASSON ET Cⁱᵉ, ÉDITEURS

P. POIRIER
Professeur d'Anatomie à la Faculté
de Médecine de Paris.

A. CHARPY
Professeur d'Anatomie à la Faculté
de Médecine de Toulouse.

B. CUNÉO
Professeur agrégé à la Faculté de Médecine de Paris.

Abrégé d'Anatomie

Tome I. — *Embryologie — Ostéologie — Arthrologie — Myologie.*

Tome II. — *Cœur — Artères — Veines — Lymphatiques — Centres nerveux — Nerfs crâniens — Nerfs rachidiens.*

Tome III. — *Organes des sens — Appareil digestif et annexes — Appareil respiratoire — Capsules surrénales — Appareil urinaire — Appareil génital de l'homme — Appareil génital de la femme — Périnée — Mamelles — Péritoine.*

3 volumes in-8°, formant ensemble 1620 pages, avec 976 figures en noir et en couleurs dans le texte, richement reliés toile, tête rouge. **50 fr.**

Avec reliure spéciale, dos maroquin. **55 fr.**

Précis de
Technique Opératoire

PAR LES PROSECTEURS DE LA FACULTÉ DE MÉDECINE DE PARIS

Avec introduction par le Professeur Paul BERGER

Pratique courante et Chirurgie d'urgence, par Victor Veau. 4ᵉ *édition.*

Tête et cou, par Ch. Lenormant. 4ᵉ *édition.*

Thorax et membre supérieur, par A. Schwartz. 3ᵉ *édition.*

Abdomen, par M. Guibé. 3ᵉ *édition.*

Appareil urinaire et appareil génital de l'homme, par Pierre Duval. 4ᵉ *édition.*

Appareil génital de la femme, par R. Proust. 3ᵉ *édition.*

Membre inférieur, par Georges Labey. 3ᵉ *édition.*

Chaque vol. illustré de nombreuses fig., la plupart originales. 4 fr. **50**

MASSON ET Cⁱᵉ, ÉDITEURS

Vient de paraître :

Septième édition

Félix LEJARS
Professeur à la Faculté de Médecine de Paris, Chirurgien de l'Hôpital Saint-Antoine

Traité de
Chirurgie d'urgence

1 *vol. gr. in*-8, *de* 1170 *pages,* 1086 *figures,* 20 *planches, relié en*
un volume . . . . **30** fr.

Se vend également en deux volumes reliés. **35** fr.

Cette fois encore le livre a été remis en chantier. Il n'a pas grossi, bien qu'il comporte cinq chapitres nouveaux sur la *dilatation aiguë de l'estomac*, les *interventions d'urgence dans les pancréatites aiguës*, *l'oblitération des vaisseaux mésentériques*, les *sigmoïdites*, les *luxations du bassin*, de multiples additions de technique et 92 figures nouvelles.

Cette nouvelle édition suit pas à pas l'incessante évolution de la pratique chirurgicale et répond à la nécessité, impérieuse pour tout praticien, de « se tenir au courant ».

Th. TUFFIER
Professeur agrégé,
Chirurgien de l'Hôpital
Beaujon.

P. DESFOSSES
Chirurgien de la Fondation de Gramont
d'Aster, Chirurgien adjoint de l'Hôpital
Britannique de Paris.

Petite Chirurgie pratique

QUATRIÈME ÉDITION REVUE ET AUGMENTÉE

1 *vol. gr. in*-8 *de* XII-670 *pages avec* 387 *figures, relié toile.* . **10** fr.

Écrit pour les étudiants, les jeunes praticiens, et, d'une manière générale, toute personne appelée à donner des soins, ce livre, plusieurs fois réédité déjà, contient tout ce qu'il est indispensable de connaître en petite chirurgie. Illustré de figures très nombreuses et très claires, il rendra les plus grands services à tous ceux qui soignent et entourent des malades.

MASSON ET Cⁱᵉ, ÉDITEURS

G. MARION
Professeur agrégé à la Faculté,
Chirurgien de l'hôpital Lariboisière
(service Civiale).

M. HEITZ-BOYER
Chirurgien des hôpitaux,
Ancien chef de Clinique de l'hôpital
Necker.

Traité pratique
de Cystoscopie et de
Cathétérisme urétéral

2 vol. gr. in-8, reliure toile. L'ouvrage complet . . . . **50 fr.**

TOME I. — Cystoscopie d'Exploration

AVEC LA COLLABORATION DE
P. GERMAIN
Ancien assistant du service Civiale, Ancien interne de Necker.

1 vol. très gr. in-8 de 197 pages, avec 38 planches en couleurs hors texte et 88 figures dans le texte.

TOME II. — Cathétérisme urétéral,
intervention cystoscopique, cystophotographie

1 vol. très gr. in-8 de 194 pages, avec 18 planches en noir et en couleurs et 109 figures dans le texte.

Traité
de Gynécologie
Clinique et Opératoire

Par Samuel POZZI

Professeur de Clinique gynécologique
à la Faculté de Médecine de Paris,
Membre de l'Académie de Médecine,
Chirurgien de l'hôpital Broca.

QUATRIÈME ÉDITION, ENTIÈREMENT REFONDUE

Avec la collaboration de F. JAYLE

2 vol. gr. in-8 formant ensemble 1500 pages, avec 894 figures dans le texte. Reliés toile . . . . **40 fr.**

MASSON ET C⁰, EDITEURS

Léon BÉRARD
Professeur de clinique chirurgicale
à la Faculté de Médecine de Lyon.

Paul VIGNARD
Chirurgien de la Charité
(Lyon).

L'Appendicite

Etude clinique et critique

1 *vol. gr. in-8 de* XII-876 *pages, avec* 158 *figures dans le texte.* **18** fr.

L. OMBRÉDANNE
Professeur agrégé à la Faculté de Médecine de Paris,
Chirurgien de l'Hôpital Bretonneau.

Technique Chirurgicale

Infantile

Indications opératoires, Opérations courantes

1 *vol. in-8 de* 342 *pages, avec* 210 *figures* . . . . **7** fr.

Traité Médico-Chirurgical

des

Maladies de l'Estomac

et de l'Œsophage

Par MM.

A. MATHIEU
Médecin
de
l'Hôpital St-Antoine.

L. SENCERT
Professeur agrégé
à la
Faculté de Nancy.

Th. TUFFIER
Professeur agrégé,
Chirurgien
de l'Hôpital Beaujon.

AVEC LA COLLABORATION DE :

J. CH.-ROUX
Ancien interne
des
Hôpitaux de Paris,

ROUX-BERGER
Prosecteur
à l'Amphithéâtre
des Hôpitaux.

F. MOUTIER
Ancien interne
des
Hôpitaux de Paris

1 *vol. gr. in-8 de* 934 *pages avec* 300 *figures dans le texte.* . . **20** fr.

MASSON ET Cⁱᵉ, ÉDITEURS

Vient de paraître :

Huitième édition
entièrement refondue

A. RIBEMONT-DESSAIGNES

Professeur de clinique obstétricale
à la Faculté de Médecine de Paris,
Accoucheur de l'Hôpital Beaujon,
Membre de l'Académie de Médecine.

G. LEPAGE

Professeur agrégé a la Faculté
de Médecine de Paris,
Accoucheur de la Maternité
de l'Hôpital Boucicaut.

Traité
d'Obstétrique

1 *vol. gr. in-8, de* XIII-1574 *pages, avec* 587 *figures dans le texte,*
dont 452 *dessinées par* RIBEMONT-DESSAIGNES. *Relié toile.* **32 fr.**

Le même ouvrage relié en deux volumes. . . **35** fr.

C'est en 1893 que parut cet ouvrage dont les éditions se sont succédé avec rapidité. L'édition actuelle a subi de nombreux remaniements nécessités par l'évolution même de la science obstétricale qui s'éclaire et progresse grâce aux découvertes faites dans les autres branches de la médecine.

M. LERMOYEZ

Membre de l'Académie de Médecine, Médecin des Hôpitaux de Paris,
Chef du Service oto-rhino-laryngologique de l'Hôpital Saint-Antoine.

Notions pratiques
d'Electricité

à l'usage des Médecins, avec renseignements
spéciaux pour les oto-rhino-laryngologistes

1 *vol. gr. in-8, de* XIII-863 *p., avec* 426 *fig., élégant cartonnage.* **20 fr.**

Ce livre s'adresse aux praticiens : il a été spécialement et exclusivement composé pour leur usage. Jusqu'ici un tel ouvrage n'existait pas.

Le besoin existait d'un livre qui fût autre chose qu'un ouvrage d'électrothérapie, qui éliminât les formules des traités de physique et qui fût plus explicite que les catalogues des fabricants, bref d'un Manuel d'*Électricité Médicale*.

MASSON ET Cⁱᵉ, ÉDITEURS

Le plus important des journaux
médicaux de langue française

La Presse Médicale

== DIRECTION SCIENTIFIQUE ==

L. LANDOUZY
Doyen de la Faculté de Médecine,
Professeur de clinique médicale,
Membre de l'Académie des Sciences
et de l'Académie de Médecine.

F. DE LAPERSONNE
Professeur de clinique ophtalmologique
à l'Hôtel-Dieu.

E. BONNAIRE
Professeur agrégé,
Accoucheur et Professeur en chef
de la Maternité.

J.-L. FAURE
Professeur agrégé,
Chirurgien de l'hôpital Cochin.

M. LETULLE
Professeur à la Faculté,
Médecin de l'hôpital Boucicaut,
Membre de l'Académie de Médecine

H. ROGER
Professeur de Pathologie expérimentale,
Médecin de l'Hôtel-Dieu,
Membre de l'Académie de médecine.

M. LERMOYEZ
Médecin
de l'hôpital Saint-Antoine
Membre de l'Académie de Médecine.

F. JAYLE
Ex-chef de clinique gynécologique
à l'hôpital Broca,
Secrétaire de la Direction.

Secrétaires de la Rédaction : P. DESFOSSES ; J. DUMONT.

PRIX DE L'ABONNEMENT ANNUEL :
France et Colonies : **10 fr.** — Étranger : **15 fr.**

La *Presse Médicale* est, de tous les journaux de Médecine français, le plus important et le plus répandu.

La qualité de ses collaborateurs venus à la *Presse Médicale* de tous les centres médicaux de Paris, de province et de l'étranger, lui a assuré une autorité indiscutée.

La guerre, qui a paralysé tant d'initiative, n'a pas arrêté ce succès. La variété et l'étendue des informations de la *Presse Médicale*, les chroniques, les analyses, les comptes rendus, les nouvelles de toutes sortes qu'elle n'a cessé de publier régulièrement, lui ont conservé son originalité de véritable « *journal* » *médical*. En même temps, les questions chirurgicales nouvelles ont ajouté comme un regain d'actualité dramatique à cette publication qui demeure le reflet de la vie médicale du monde entier.

Chaque numéro de la *Presse Médicale*, généralement illustré de nombreuses figures, comprend 16 ou 24 ou 32 pages de format grand in-quarto.

Abonnements d'essai gratuits sur demande

79303. — IMP. LAHURE.

DESACIDIFIÉ
A SABLE : 1998

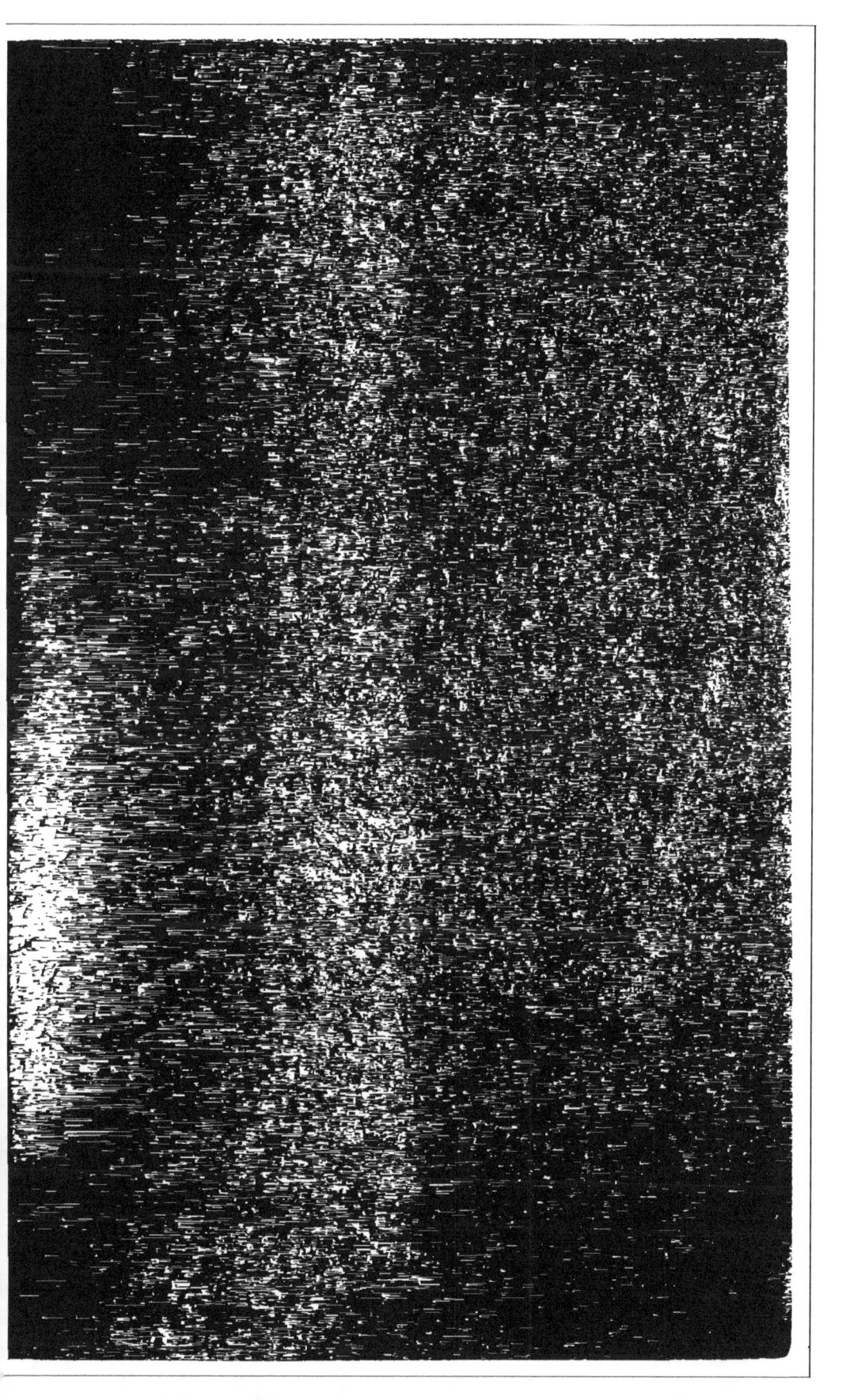

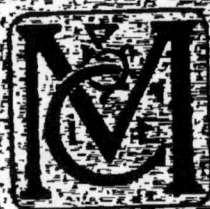

www.ingramcontent.com/pod-product-compliance
Lightning Source LLC
Chambersburg PA
CBHW060610210326
41519CB00014B/3615